長生きたまご

医者が教える
「効率ナンバー1」
超良質たんぱく質

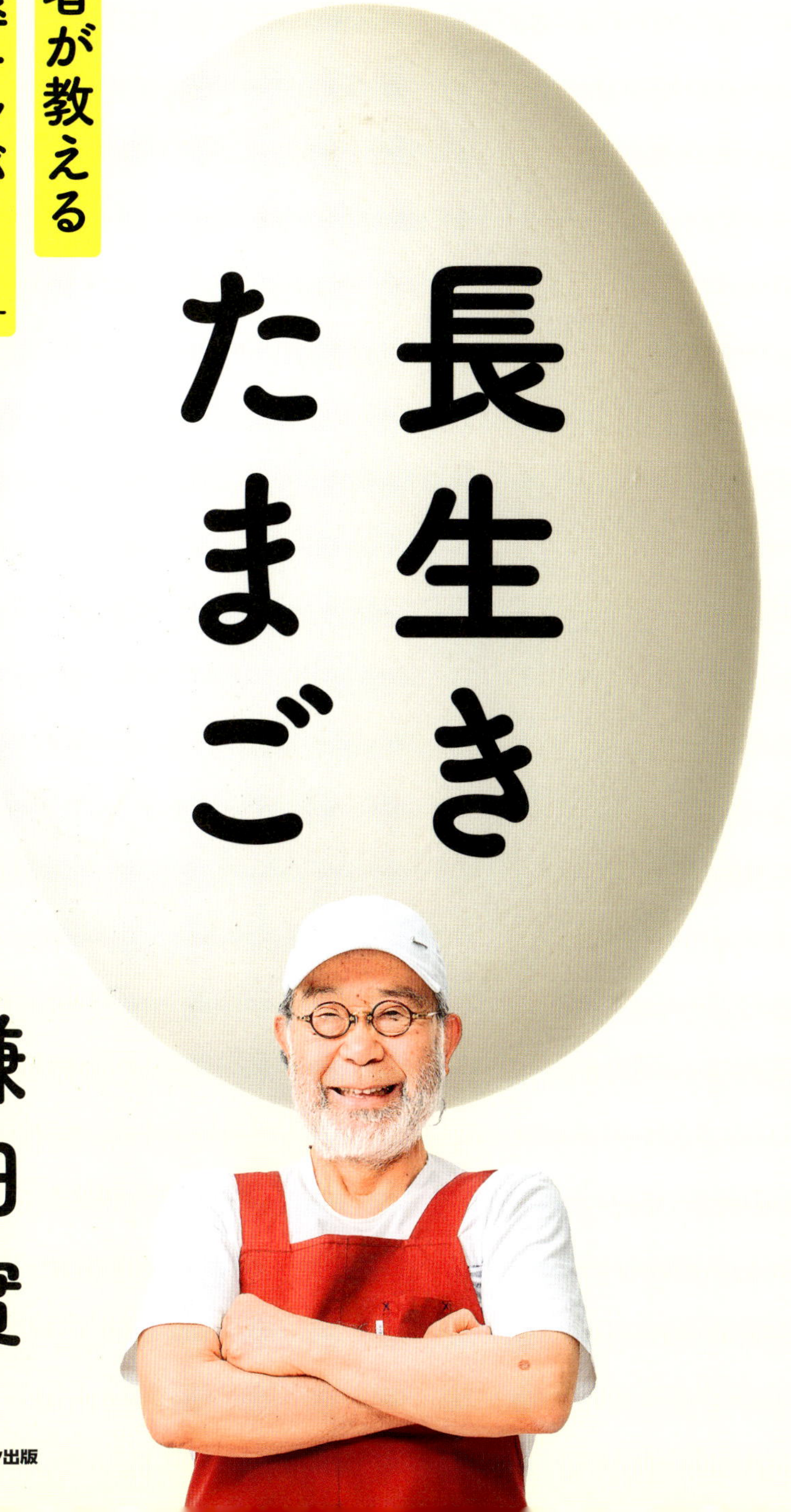

鎌田實

サンマーク出版

Introduction

いくつになってもさっそうと歩きたい。
温泉、カラオケ、友だちと出かけたい。
おしゃれしたい。好きなスポーツを続けたい。
若々しさを保ちたい。快眠したい。筋肉・筋力を保ちたい。
年齢を重ねても、「〇〇したい」という気持ちは衰えませんね。人生100年時代と

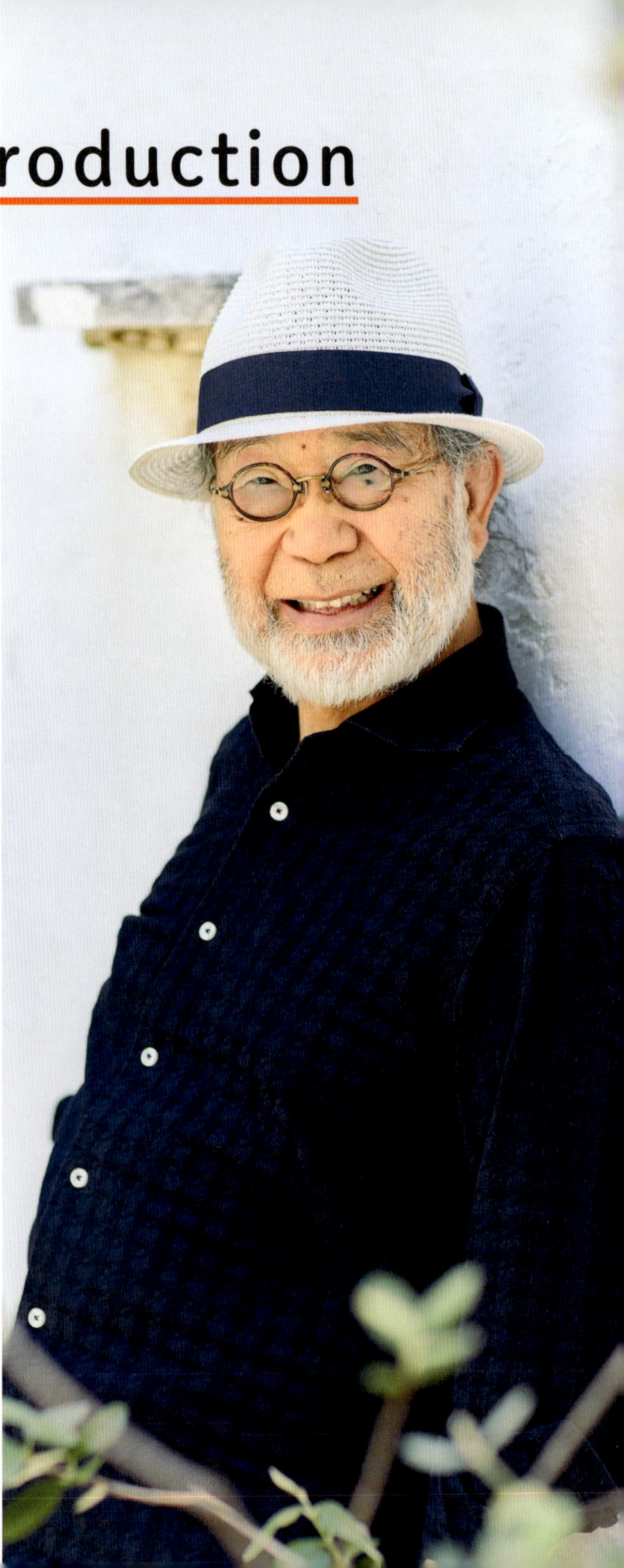

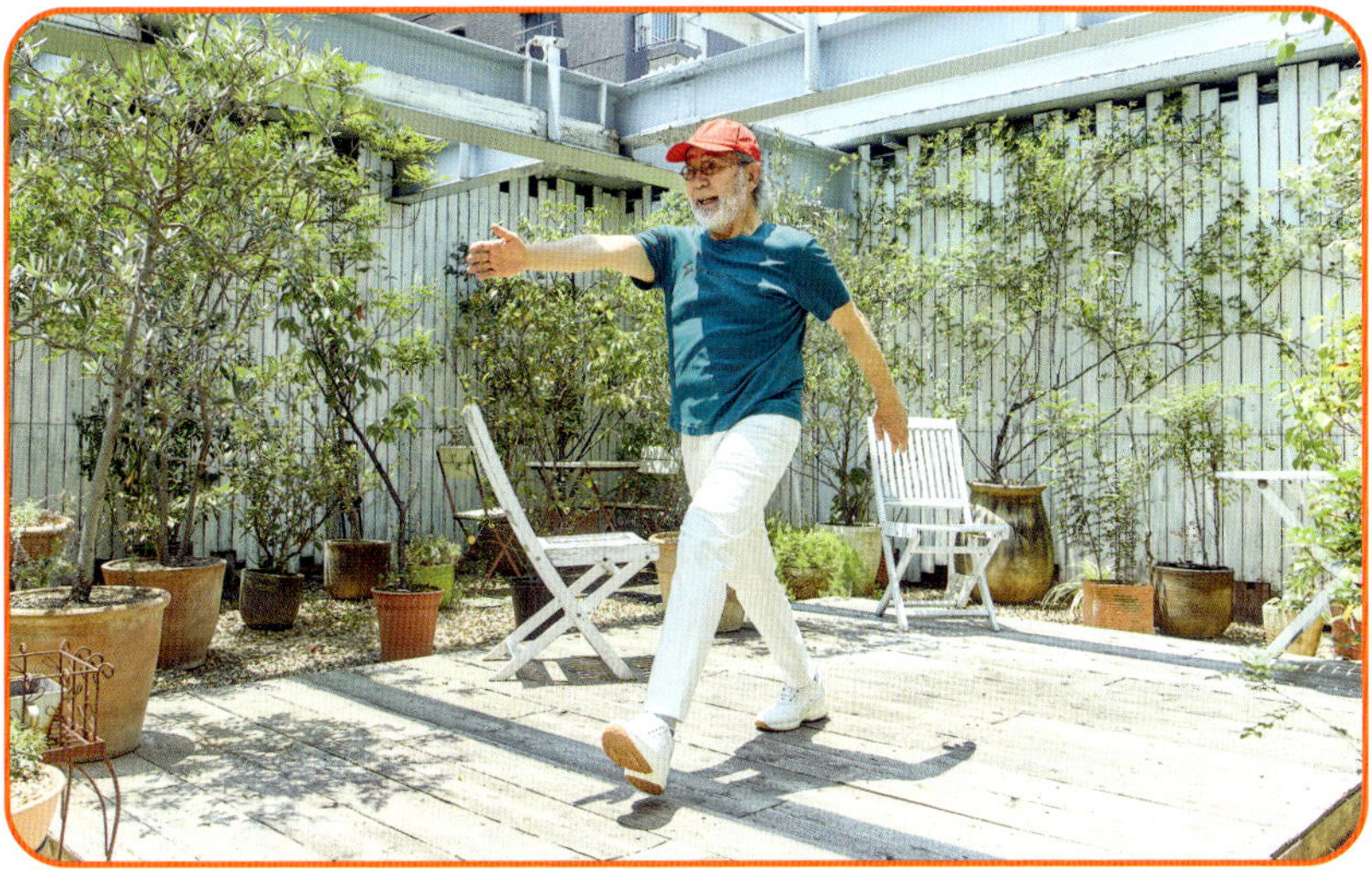

言われるようになりましたが、ただ「長く生きたい」というのではない。健康でいて、意欲や気力と、思いをかなえる体力を保って、我が人生を生き切りたいと考える人が多いでしょう。僕もみなさんと同じです。

僕は60代の後半に、自分の健康状態や生活習慣を見直して、これからはますます体が資本で、本当に大事な資産は**「筋肉」**だと考え、以後、積極的に**「貯筋」**をしてきました。

50年にわたり地域医療に携わり、日本が超高齢社会となっていく過程を見続けてきた僕の結論！――**それは、中年以降は誰でも「貯筋」をして、筋肉をなるべく減らさないことが大切**、ということです。

しっかり「貯筋」していくためには、朝昼晩の3食で、十分な**たんぱく質**を摂る必要があります。そのために、もっとも効率がよいパーフェクト食材が**「たまご」**です。

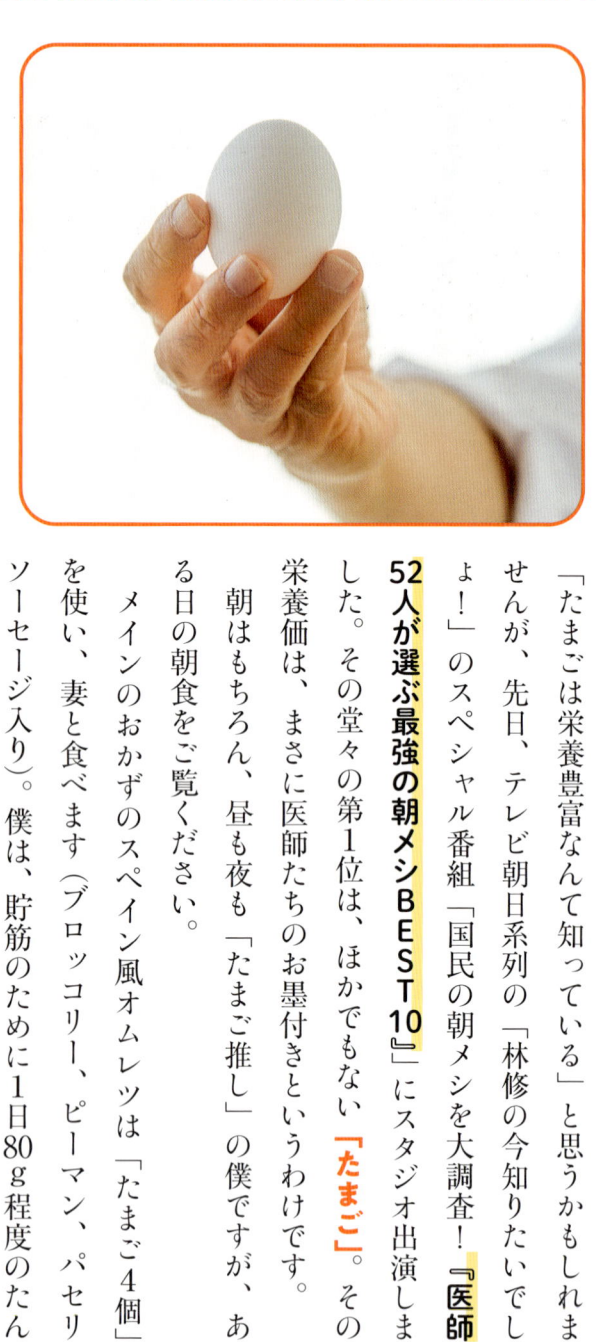

「たまごは栄養豊富なんて知っている」と思うかもしれませんが、先日、テレビ朝日系列の「林修の今知りたいでしょ！」のスペシャル番組「国民の朝メシを大調査！**『医師52人が選ぶ最強の朝メシBEST10』**」にスタジオ出演しました。その堂々の第1位は、ほかでもない**「たまご」**。その栄養価は、まさに医師たちのお墨付きというわけです。

朝はもちろん、昼も夜も「たまご推し」の僕ですが、ある日の朝食をご覧ください。

メインのおかずのスペイン風オムレツは「たまご4個」を使い、妻と食べます（ブロッコリー、ピーマン、パセリ、ソーセージ入り）。僕は、貯筋のために1日80g程度のたんぱく質を摂りたい。**この朝食メニューなら約30gのたんぱく質が摂れます。**肉や魚と比べたら調理が手軽で、栄養価は負けず劣らず高い、たまごは重宝です。

朝食の中心はたまご！　毎朝いろいろ工夫して食べています。まさに僕の元気の秘訣でしょう。

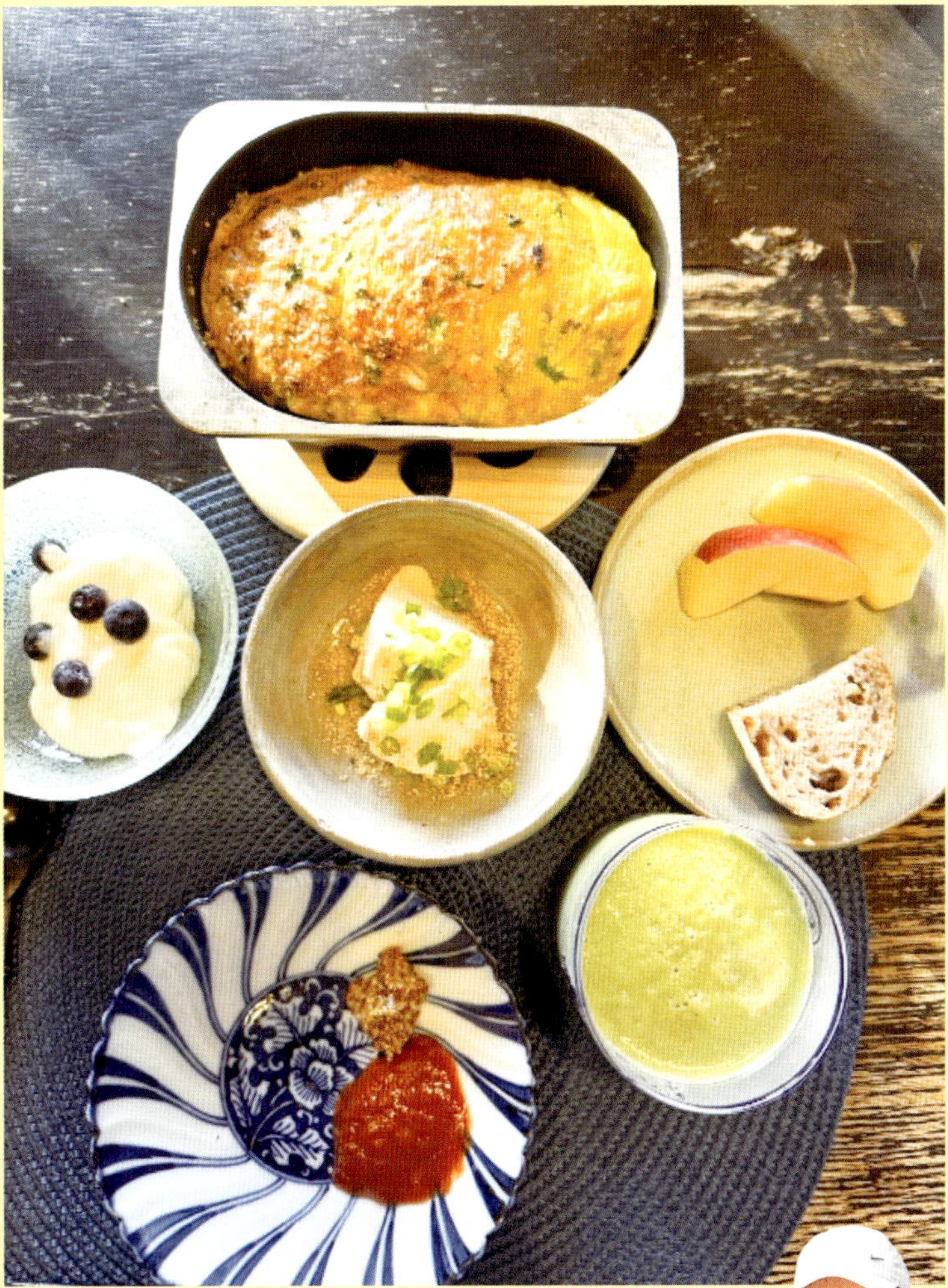

リンゴにパン少量、野菜ジュース、オムレツにつけるケチャップと粒マスタード、ブルーベリーをのせたヨーグルト、中央はお豆腐。たんぱく質たっぷりの献立です。

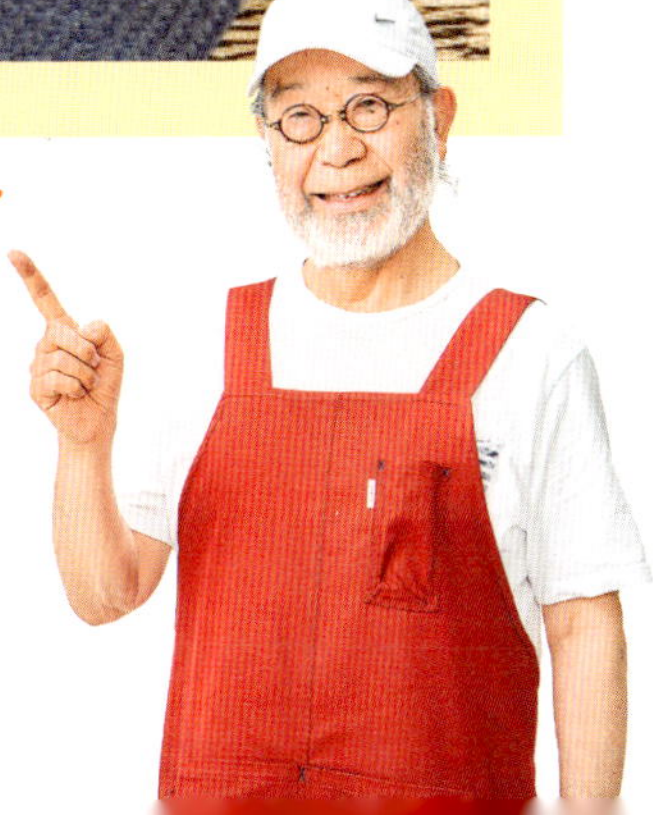

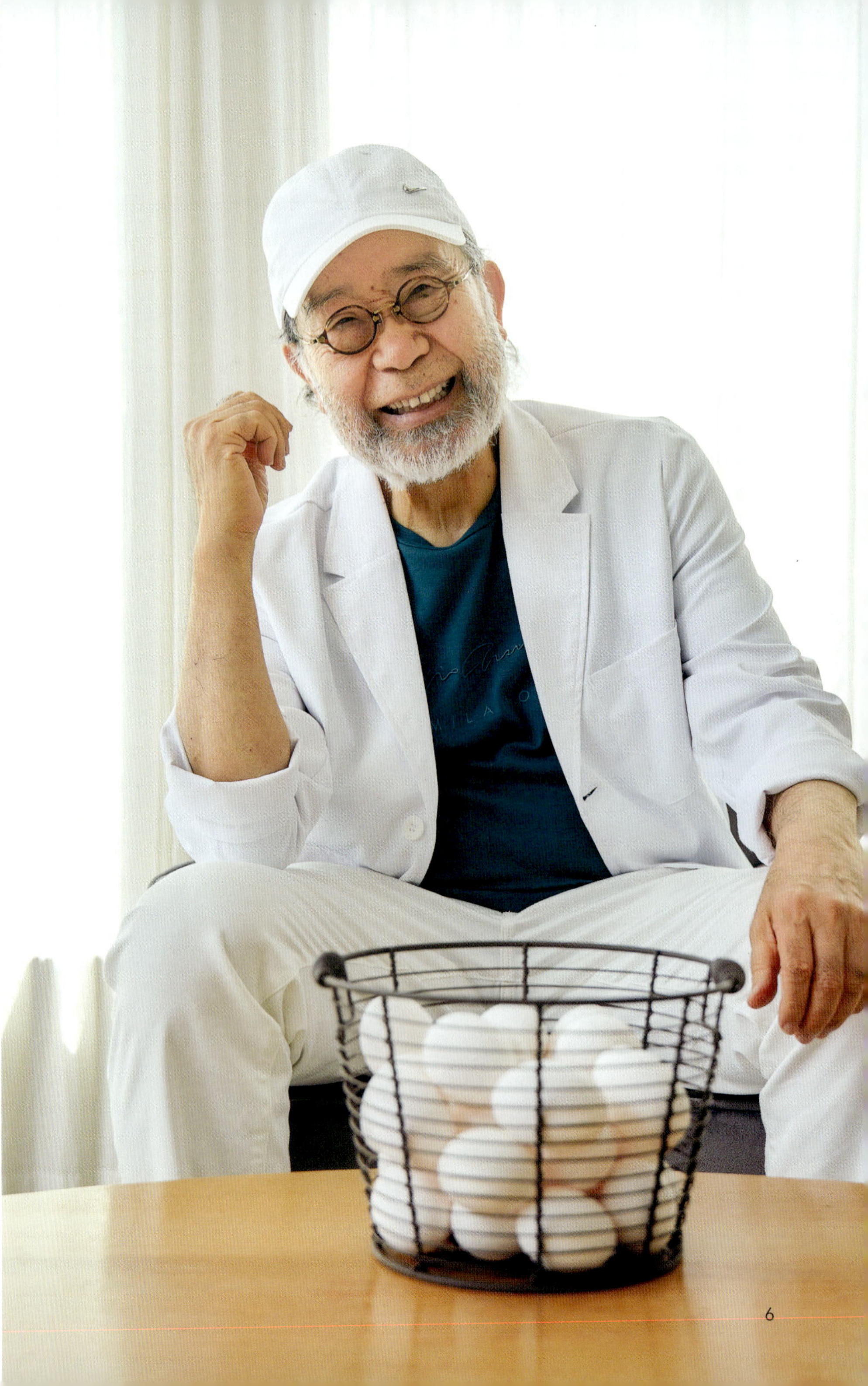

この本でお伝えしていくのは、「たまごの効果」はもちろんのこと、「たまごをこれまでの生活にプラス1、2個食べる工夫」、そして、何と言っても僕の暮らしと切っても切れないたまごへの僕のたまごラブ！　な話です。

毎食1個のたまごを食べれば、1週間では21個。1日4個食べれば28個。たまご生活を楽しんでほしいから、次のページに、**鎌田式たまごダイアリー**を掲載しました。難しいことを書く必要はありませんから、その日食べたたまごの個数分、たまごを色でぬったり、斜線を引いたり、たまご記録を残しましょう。

物事は3週間続けると習慣化できるという話を聞いたことがあります。3週間なら63個。毎日積み重なって、次のページのたまごすべてに色がつく頃には、長生きたまご習慣がしっかり身についています。

また、追ってお伝えするレシピは、徹底的にカンタンで、ひとり暮らしの高齢者でも誰でもできるものだけを選びました。これまで以上に長生きたまごライフが充実すること間違いありません。

もっと楽しく！　もっと元気に！

鎌田式たまごダイアリー

1日3個以上のたまごを食べて、その日の気分で色をぬったり。
3週間続けてラクラク健康習慣が身に付きます。

START

55	46	37	28	19	10	1
56	47	38	29	20	11	2
57	48	39	30	21	12	3
58	49	40	31	22	13	4
59	50	41	32	23	14	5
60	51	42	33	24	15	6
61	52	43	34	25	16	7
62	53	44	35	26	17	8
63	54	45	36	27	18	9

すごい！ たまご1個（60g）の基本の栄養素

たまご1個（60g）に含まれる量（文部科学省食品成分データベースほか）

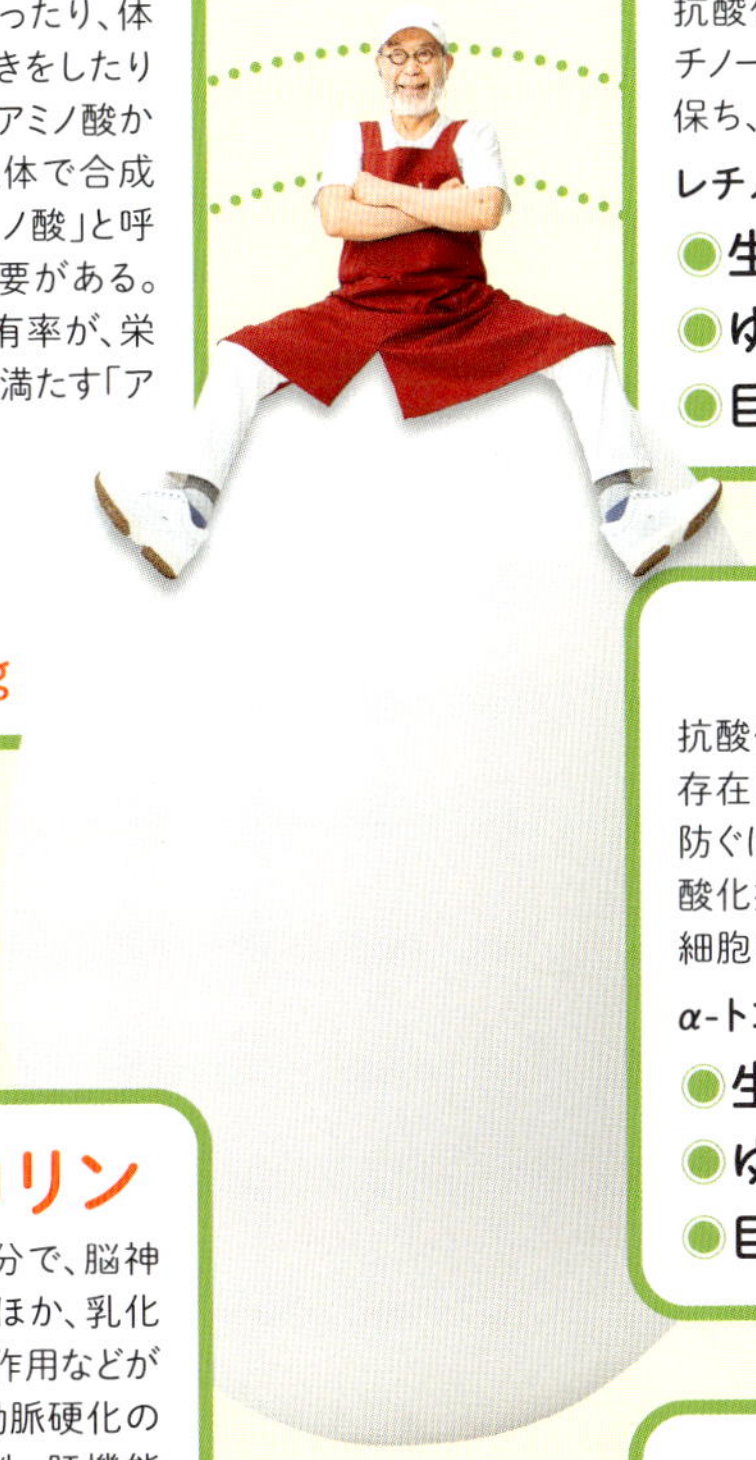

たんぱく質

さまざまな細胞の材料となったり、体のなかでいろいろなはたらきをしたりするものの総称。全20種のアミノ酸からできる。そのうち9種は人体で合成できないことから「必須アミノ酸」と呼ばれ、食事で十分に摂る必要がある。たまごは必須アミノ酸の含有率が、栄養学的に定められた基準を満たす「アミノ酸スコア100」の食品。

- 生…**7.3**g
- ゆで…**7.5**g
- 目玉焼き…**8.9**g

ビタミンA

抗酸化作用が高い。主要な成分のレチノールは、目や皮膚の粘膜を健康に保ち、抵抗力を強める。

レチノール活性当量

- 生…**130**μg
- ゆで…**100**μg
- 目玉焼き…**120**μg

ビタミンE

抗酸化作用が非常に高い。細胞膜に存在し、体内の脂溶性成分の酸化を防ぐほか、血中LDLコレステロールの酸化抑制、赤血球の保護作用もあり、細胞の老化防止にも欠かせない。

α-トコフェロール値

- 生…**0.8**mg
- ゆで…**0.7**mg
- 目玉焼き…**1.3**mg

レシチン・コリン

レシチンは細胞膜の主成分で、脳神経や神経組織を構成するほか、乳化作用、酸化防止作用、保水作用などがある。アルツハイマー病や動脈硬化の予防のほか、脂質代謝活性、肝機能維持向上、皮膚の代謝活性などのはたらきも。コリンは脳の発達に欠かせない栄養素で、脂質代謝を促す。

卵黄に含まれる脂質の約3割がリン脂質でその7割以上を構成する主成分がレシチンであり、コリンのもととなるとされる。

コレステロール

細胞膜の主成分で、体内で合成される各種ホルモンや、胆汁酸、ビタミンDの原料にもなる。免疫力維持にも必要。

- 生…**220**mg
- ゆで…**230**mg
- 目玉焼き…**280**mg

*ビタミンAとEは推奨量等の算定基準に合わせ、それぞれのたまごの含有量を「レチノール活性当量」「α-トコフェロール値」で表示

1

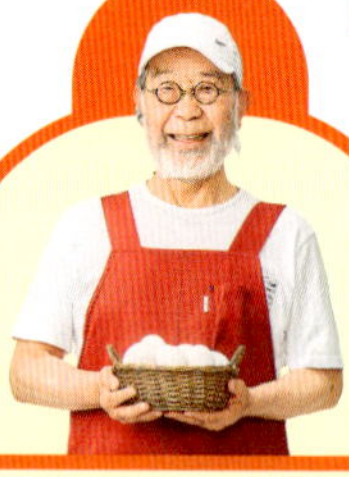

鎌田式・たまごポイント①

たんぱく質を手軽に補う「たまご」を見直そう

僕が貯筋のために実践している運動は、鎌田式「スクワット」や「かかと落とし」、「ズボラ筋トレ」など、これまでも著書や講演、テレビのインタビューなどで紹介してきたので、ご存じの方もおられるかもしれませんね。

一方、僕はたんまり筋肉を増やすために、「貯筋」と同時に**「たん活」**も行ってきました。**「たん活」とは、多くの日本人に不足していて、貯筋に欠かせない栄養素、たんぱく質を十分に摂る食生活のことです。**

筋肉を、いわば〝複利〟で増やしていくには、十分なたんぱく質摂取が欠かせません。みなさんも「貯筋」と「たん活」、この2つはセットだと思ってください。

とくに一般的な日本人の食生活では、朝食や昼食でたんぱく質が十分に摂れていないことが指摘されています。朝はごはんの人も、パンの人も、あまりおかずを食べずに済ましてしまいがちでしょう。昼も麺類だけなどで済ましてしまうと、朝昼合わせて「炭水化物（糖質）」中心の献立になってしまうわけです。

しかしたまごなら、忙しい人でも、ずぼらさんでも、簡単におかずに採り入れることができます。

ゆでたまごは作り置きできますし、目玉焼きも1分でできます。「たん活」にこれほど役立つ食材はほかにありませんね。

2

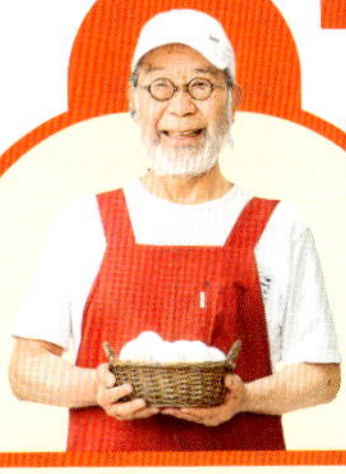

鎌田式・たまごポイント②

「スーパーフード」とされる理由を知ろう

僕は、普段の買い物で手に入れやすく、お財布にもやさしく、保存や加工がしやすい点から、改めて「たまごの栄養価」を見直してみて、中高年の健康づくりに役立つ

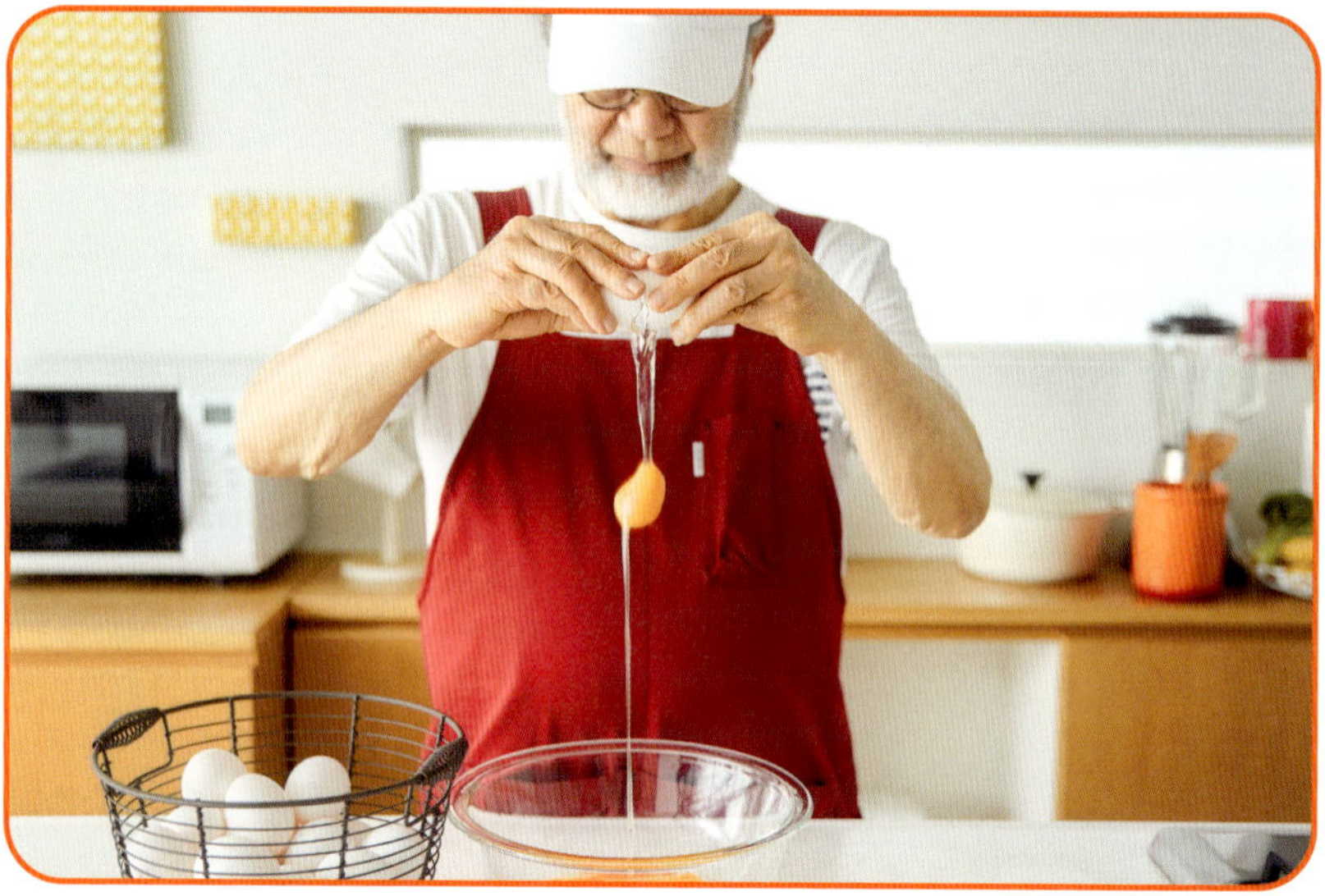

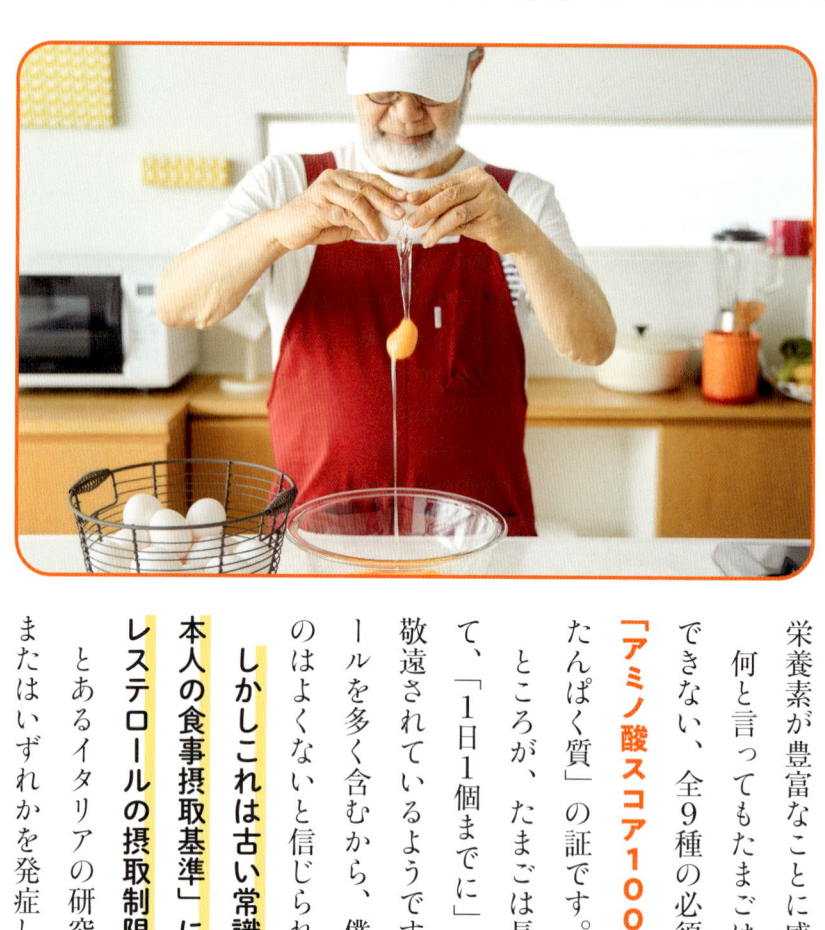

栄養素が豊富なことに感心しています。

何と言ってもたまごは、人の体内ではつくることができない、全9種の必須アミノ酸を基準より多く含む**「アミノ酸スコア100」**の食品。それは、「理想的なたんぱく質」の証です。

ところが、たまごは長い間、言わば汚名を着せられて、「1日1個までに」「食べすぎに気をつけよう」と敬遠されているようです。そう、たまごはコレステロールを多く含むから、僕のように一度に4個も食べるのはよくないと信じられていることが多いのです。

しかしこれは古い常識で、厚生労働省が定める「日本人の食事摂取基準」においても2015年から「コレステロールの摂取制限」はなくなっています。

とあるイタリアの研究では、高血圧と脂肪肝の両方、またはいずれかを発症した人が、1週間のうちどのくらいたまごを食べていたかを調査したそうです。**その結果は、たまご2個以下の人を1とすると、たまごを週に3個食べていた人の高血圧の発症リスクが0.21に、脂肪肝のリスクが0.73、両方の発症リスクが0.34になったとのこと。**日本とは離れたイタリアの論文ですが、たまごを食べることは、健康効果こそあれ、たまごを控える必要はないといえると思います。

正しい知識をアップデートして、健康的な食習慣を定着させていただきたいと願います。何らかの病気で治療中の方は、栄養についても主治医の指示に従ってください。

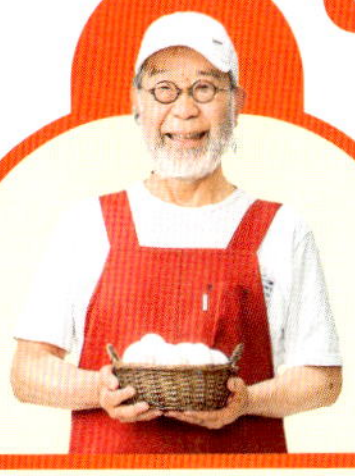

3

鎌田式・たまごポイント③

食事と運動を見直して、健康に長生きしよう！

先ほど、僕は「日本が超高齢社会となっていく過程を見続けてきた」と述べました。人生70年と言われていた頃から、人生100年と言われるようになっていくのを見てきた僕は、健やかな「長生き」をはばむ、いくつかの原因に気づかされてきました。たくさんの患者さんがそれらを教えてくれて、医学が進歩するなかで、その科学的根拠も示されていきました。

あとの章でお伝えしますが、ざっとあげると、**中高年の老化を加速させ、将来的に病気やけが（寝たきり）をまねくものの代表は、低栄養、フレイル、サルコペニア、骨粗しょう症**など。

みなさんも僕も、他人事ではなくて、こんないくつものハードルになるべくひっかからないように、健康長寿をかなえていかなければならないということです。

そのためには、若い頃からたまごを食べる習慣が身についているといいですが、何歳からでも遅くはありません。今日食べたからといって明日、体が変わらなくとも、3か月、半年と積み重ねると、確実に体と元気に変化が起こってくるでしょう。

健やかに「長生き」するのは、それだけで大事業ですね。こうしたハードルを超えるにも、毎日食べるたまごが役立ちます。

では前置きはこの辺で。

世界でも珍しい、**「長生きたまご」**特集のはじまり、はじまり！

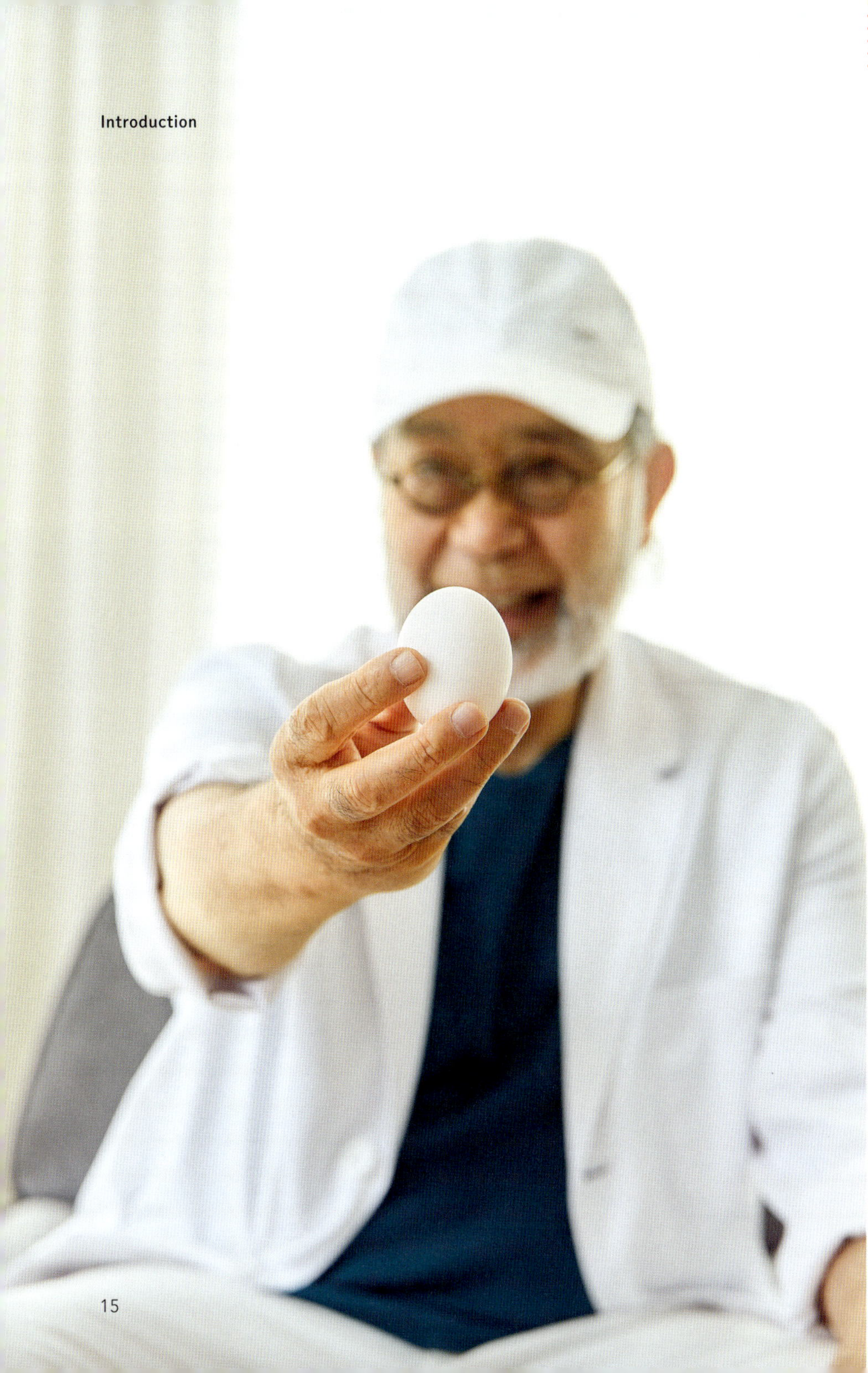

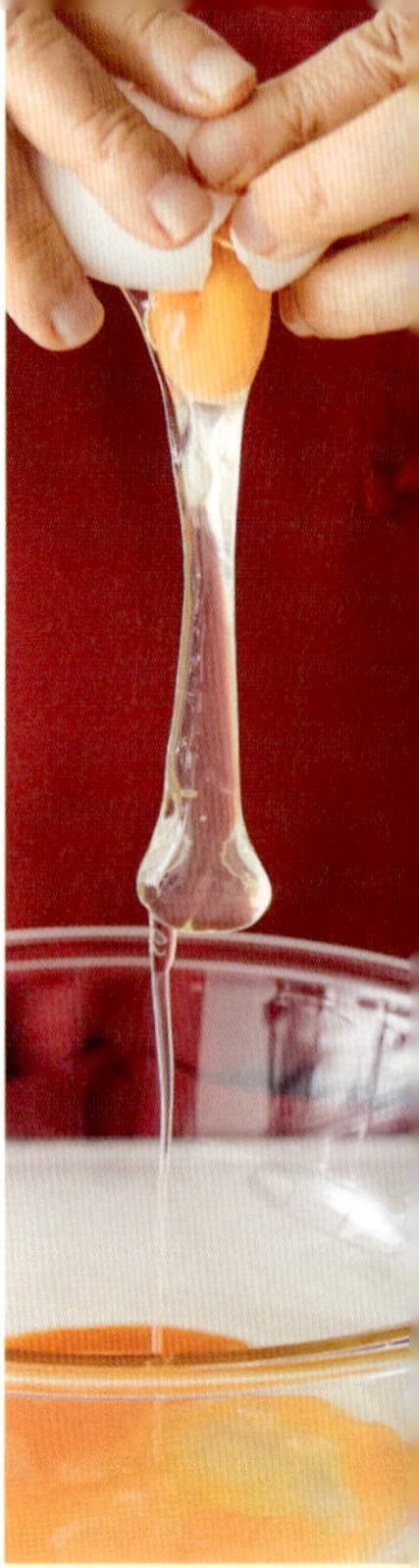

長生きたまご　目次

Introduction

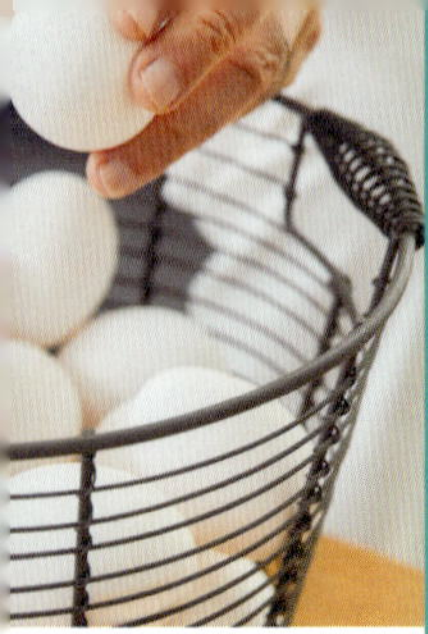

第1章　「長生きたまご」と呼ぶにはワケがあります！

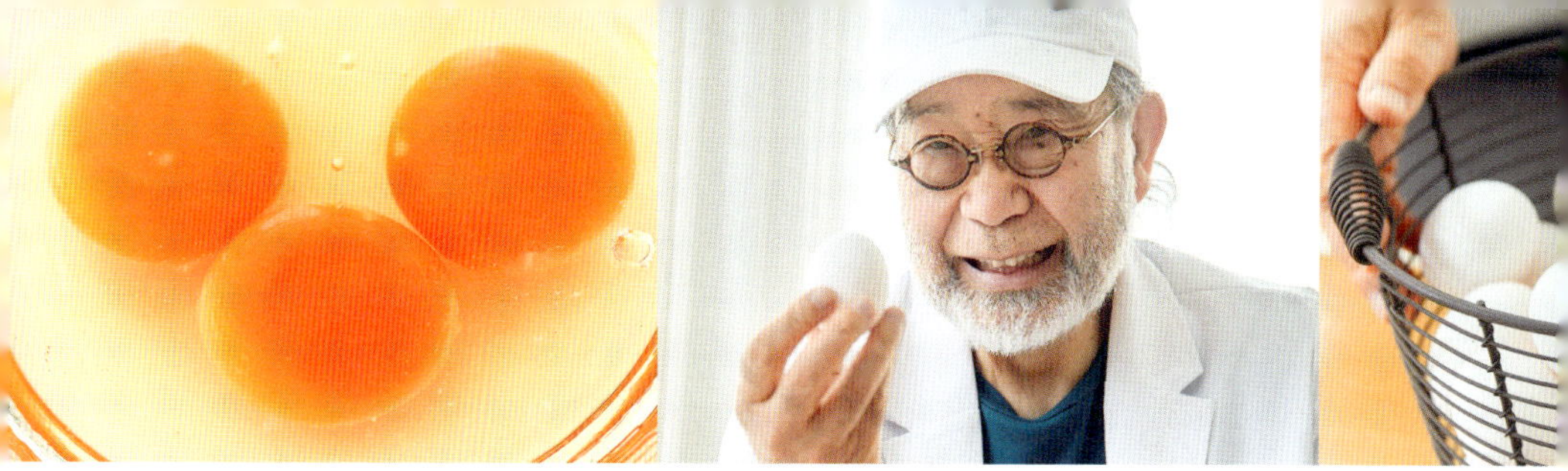

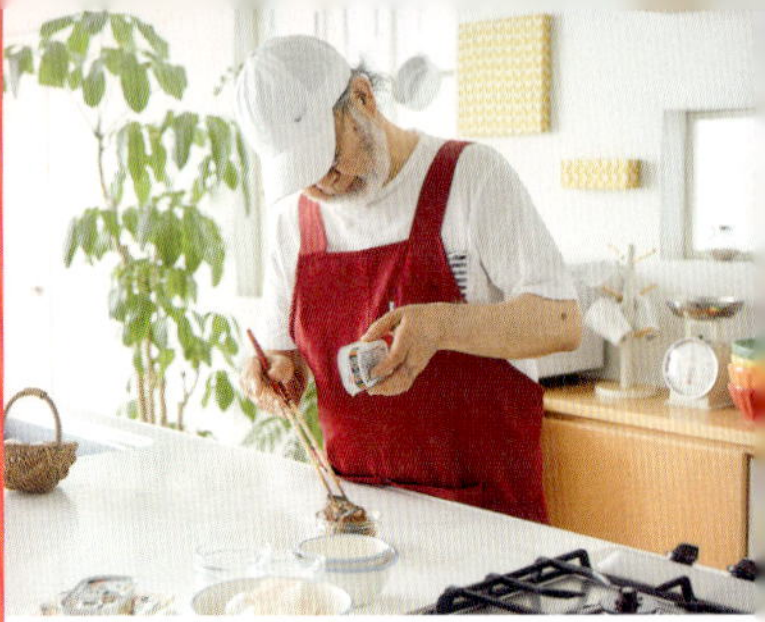

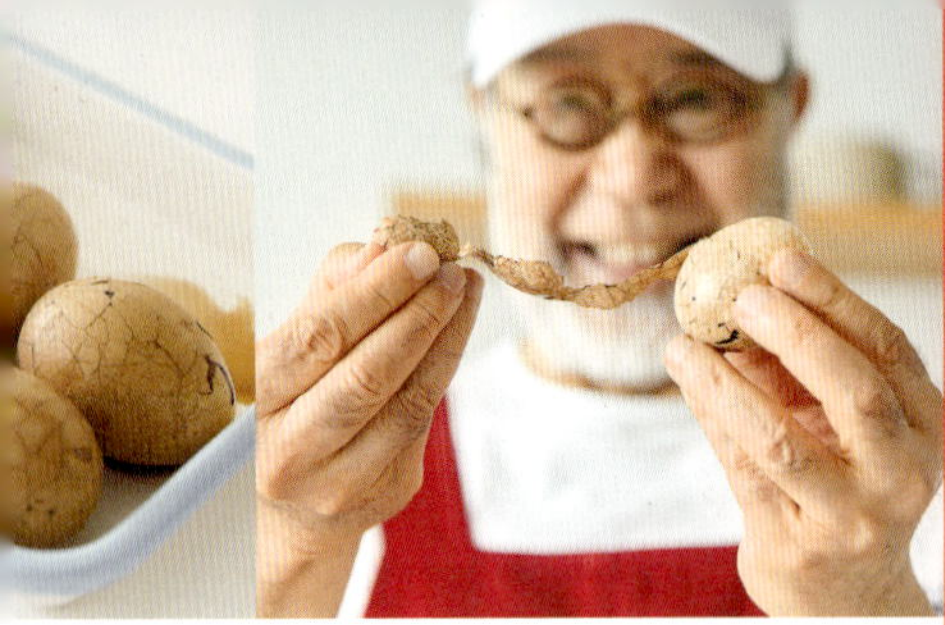

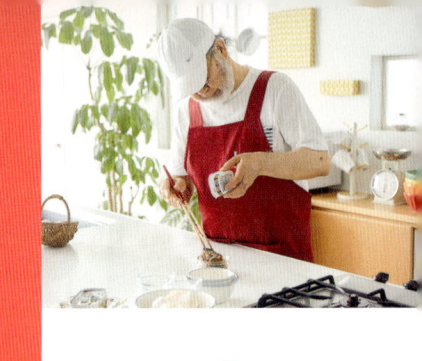

第2章 毎日「プラス1個」できる！鎌田式・たまごの食べ方

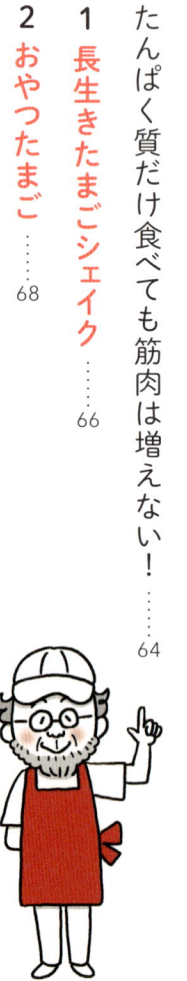

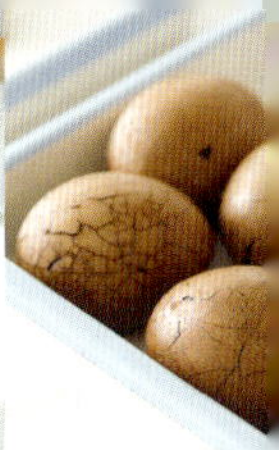

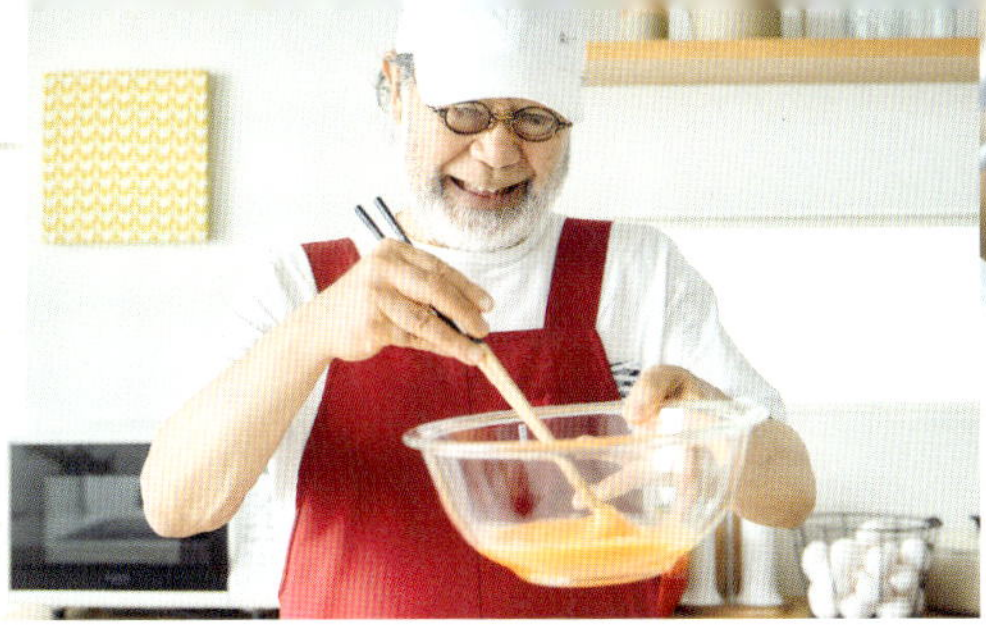

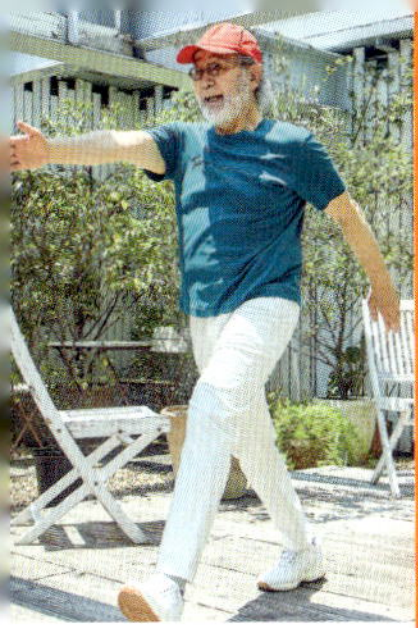

第3章 「長生きたまご」的プチ運動

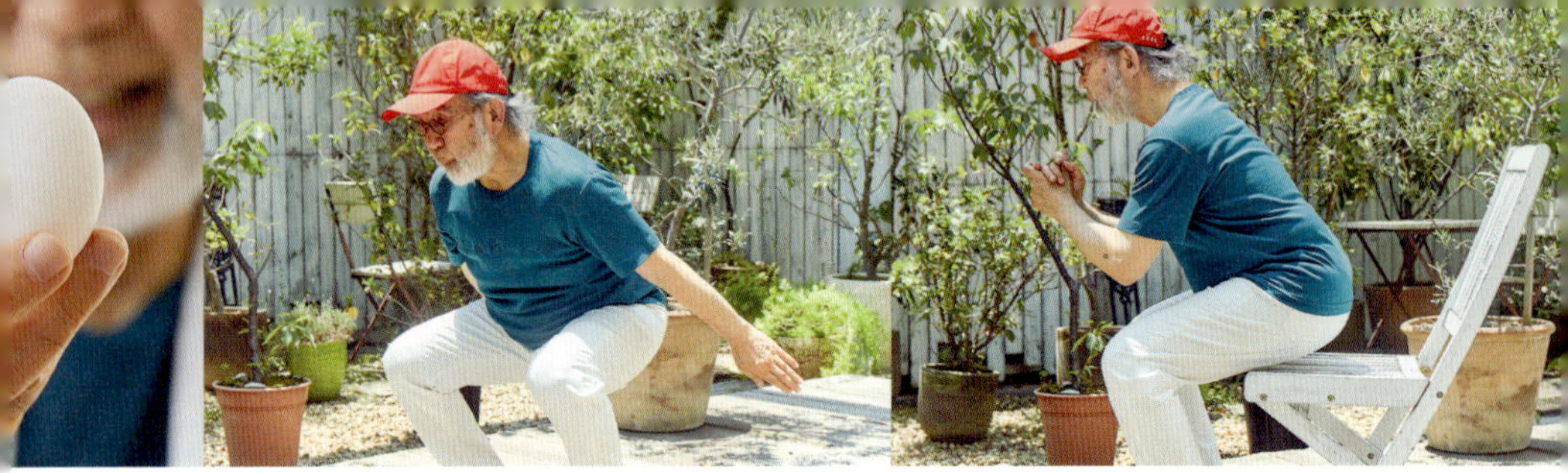

運動とたんぱく質で筋肉はどうつくられる？

最後まで「ぴんぴん」そして「ひらり」な毎日を

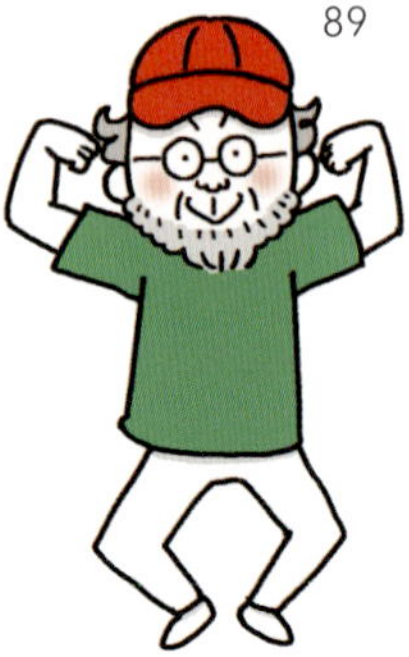

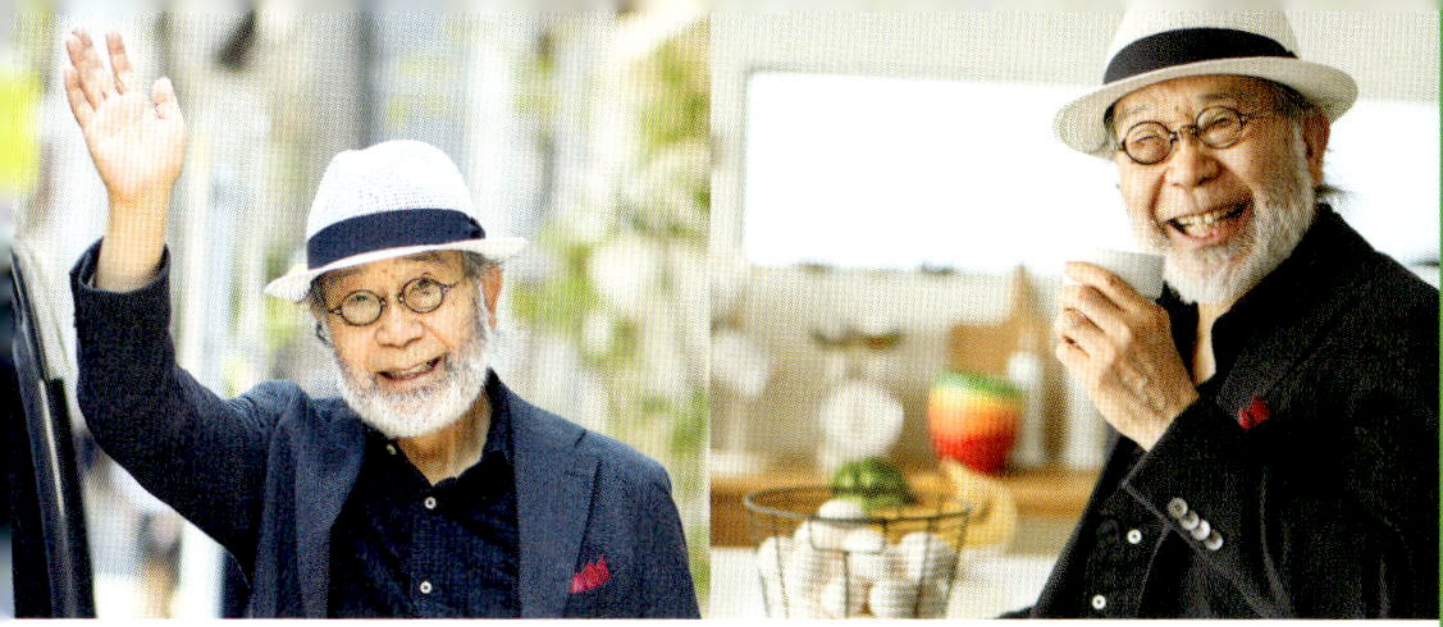

第4章 鎌田實の「長生きたまご」ライフ

レシピ監修	株式会社ミズ 管理栄養士 木村早希
装丁	萩原弦一郎(256)
写真	吉濱篤志
本文デザイン	田中俊輔(PAGES)
構成	下平貴子
スタイリング	三輪昌子
イラスト	なとみみわ　松山朋未
本文DTP	天龍社
編集協力	鷗来堂
編集	橋口英恵(サンマーク出版)

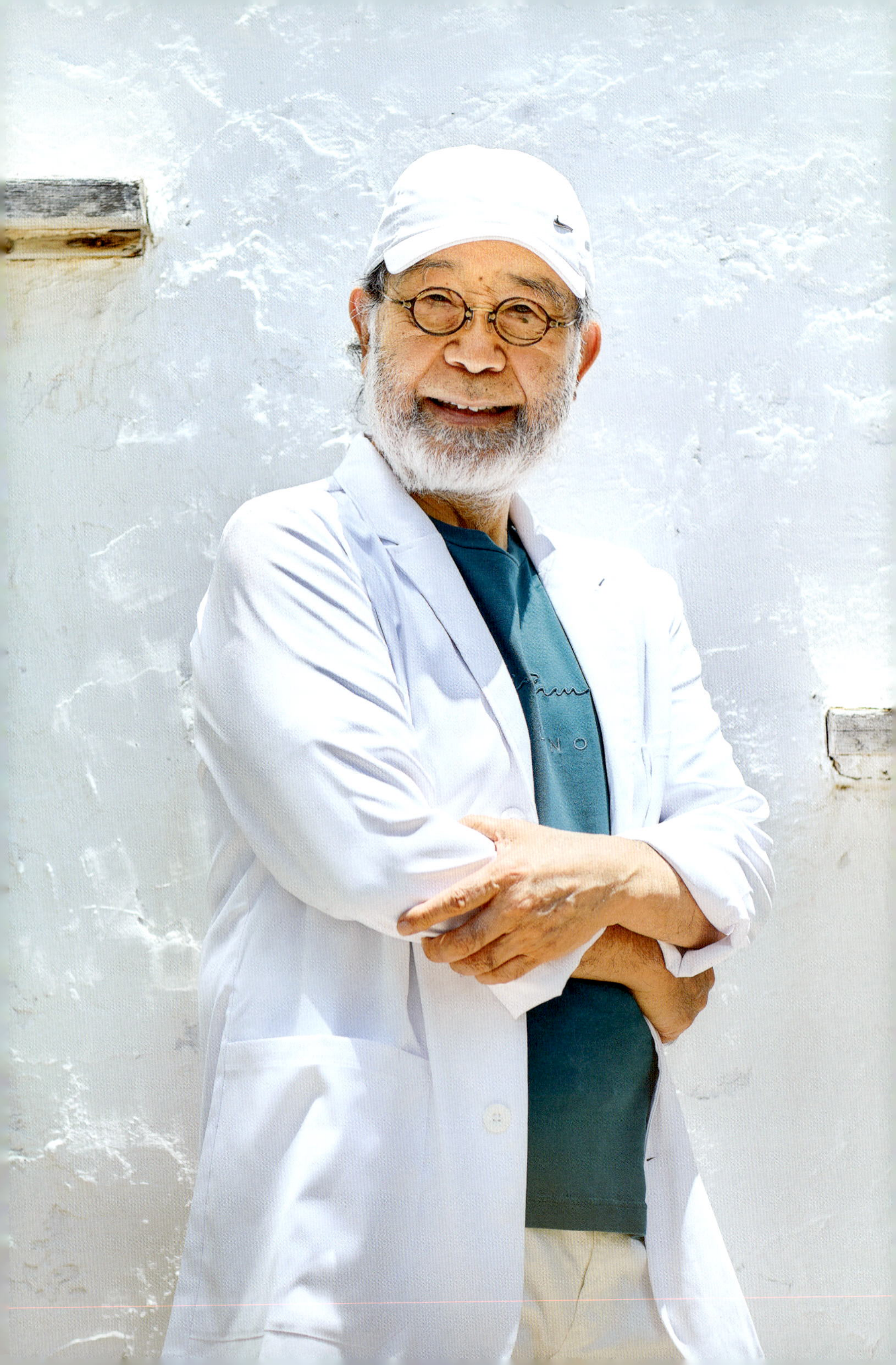

第1章

「長生きたまご」と呼ぶにはワケがあります！

「たまごの栄養」の
ホントのところを
最新情報にアップデート！

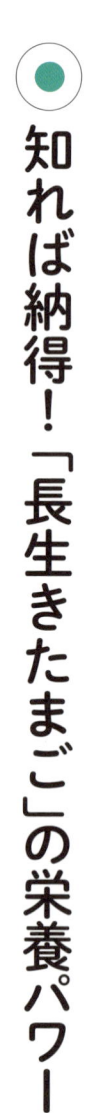

知れば納得！「長生きたまご」の栄養パワー

栄養満点の証！　たまごは「アミノ酸スコア100」

この章では、たまごの栄養の豊富さを徹底的にご紹介します。片手におさまる小さな鶏卵にこれほどの栄養があるなんて、「さすが生命のモトであるたまご」と感動します。筆頭にあげるのは、**たまごのたんぱく質の栄養バランスの良さ**です。

たんぱく質とは、僕らのさまざまな細胞の材料となり、体を作っているものの総称です。

血液の赤血球にはヘモグロビン、筋肉のなかにはアクチンやミオシン、皮膚細胞にはコラーゲン、髪の毛や爪にはケラチン。――これらはみんなたんぱく質でできています。小腸でたんぱく質を分解する消化酵素トリプシンや、免疫反応でできる抗体さえも、たんぱく質です。

　このたんぱく質をもう少し細かく見ると、各種のたんぱく質はどれも**「アミノ酸の連なり」**。人間が必要とするアミノ酸は全部で20種あって、それがさまざまな設計どおりに連なって、各種のたんぱく質に合成され、いろいろなはたらきをするのです。

　たとえば牛のもも肉を食べたとき、そのたんぱく質は僕らの小腸で細かく分解され、バラバラのアミノ酸になり、体のどこかへ運ばれて、そこで改めて何らかの設計どおりの「アミノ酸の連なり」に再合成され、たんぱく質として利用されます。

　必ずアミノ酸の分解、再合成の仕組みを経るので、**牛もも肉をたくさん食べたからといって僕らの太ももが隆々になるわけではないし、ケラチンやコラーゲンをたくさん食べたからといって、必ずしも髪や肌の細胞に生まれ変わるわけではありません。**

　この仕組みがあるがゆえに、たんぱく質（アミノ酸）は、各種バランス良く摂取しなければ、必要な20種のアミノ酸を満たせません。何かが不足すると体のなかで、何らかのはたらきに支障が出てしまうことになります。

　とくにアミノ酸のなかで、僕らが必要とする量をほとんど自力では合成できないも

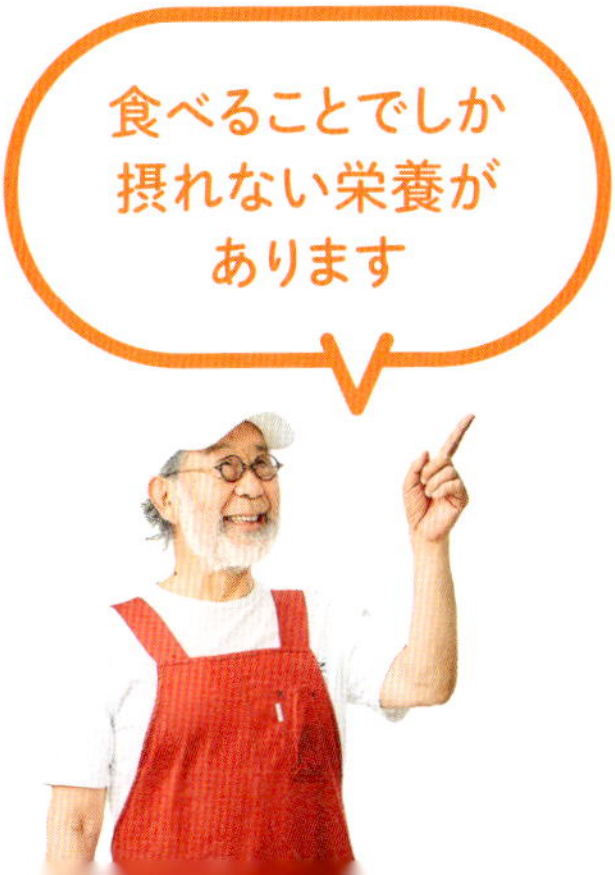

のは9種あって、それは**「必須アミノ酸」**と呼ばれます。
体内で合成できない、必ず「食べる」ことで摂取しなければならないアミノ酸、という意味です。

タンパク質は「量」より「質」が大事なそのワケ

さらに、この必須アミノ酸が体内でたんぱく質に合成されるときには、1つやっかいな法則があり、必須アミノ酸はそれも考慮して、バランス良く摂る必要があります。

やっかいな法則とは、たんぱく質を摂取したとき、それに含まれる「いちばん少ないアミノ酸」の量によって、ほかのアミノ酸のたんぱく質合成に利用される量も制限されてしまう、というものです。

この法則はよく**「桶《おけ》の理論」**で説明されます。左ページの図を見てください。9つの板でできた桶の絵です。9つの板＝9種の必須アミノ酸ですね。

この桶に水を汲む場合、短い板の高さまでしか水は汲めません。同様に、9種の必

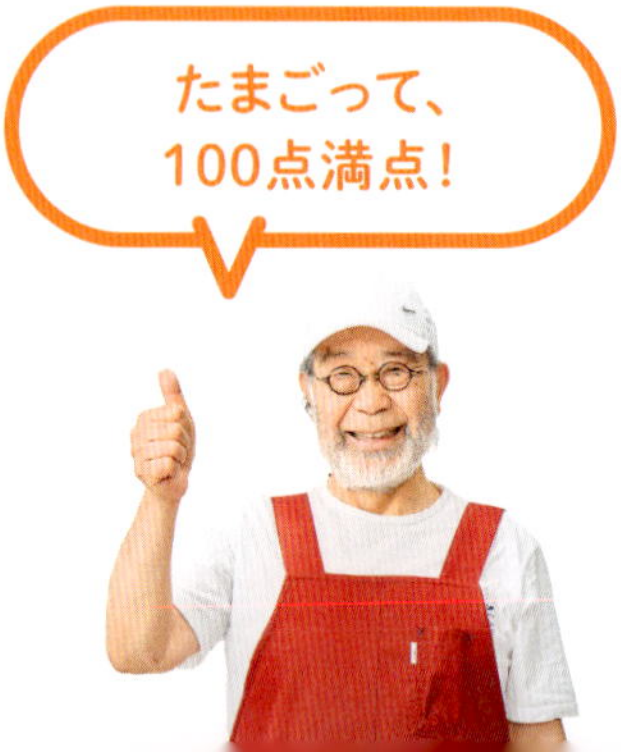

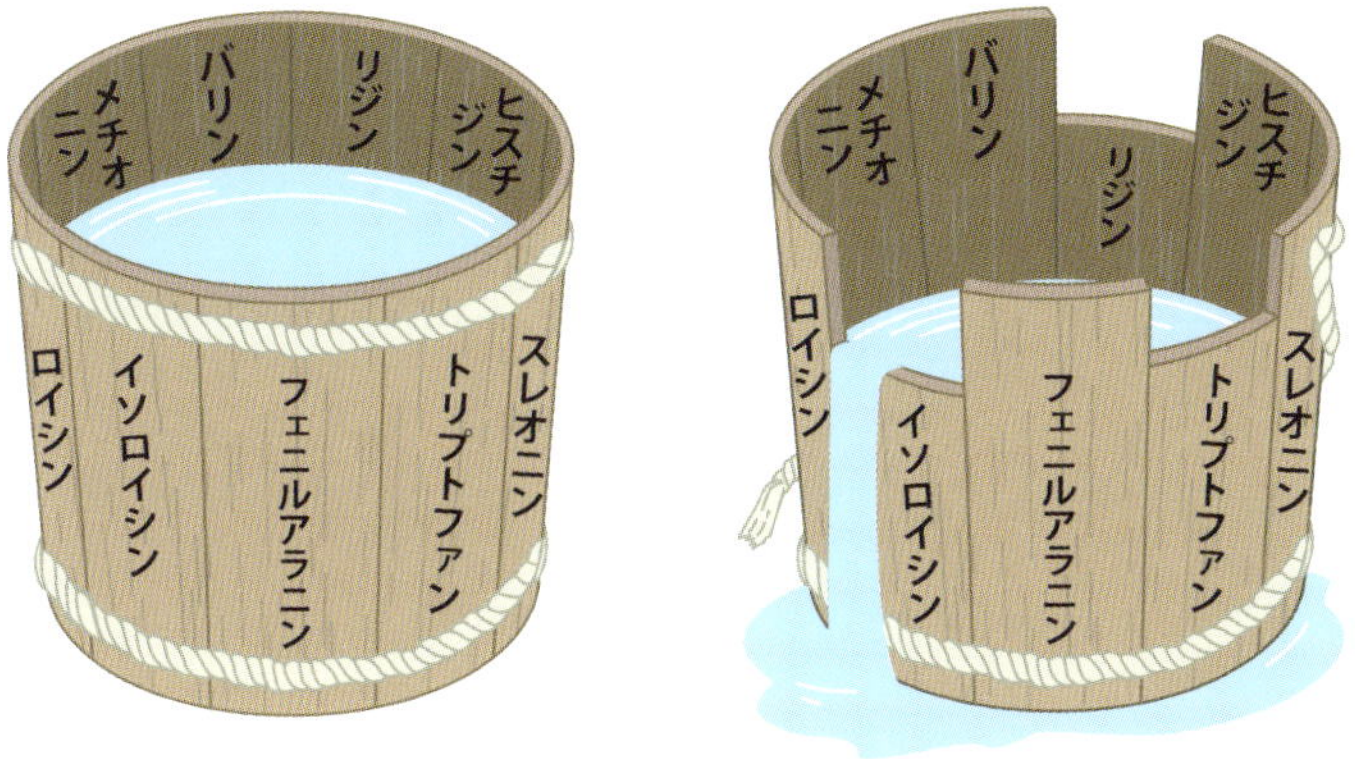

**桶に汲める水＝たんぱく質とご理解を！
9種の必須アミノ酸をバランスよく摂らないと、
十分なたんぱく質は合成されない**

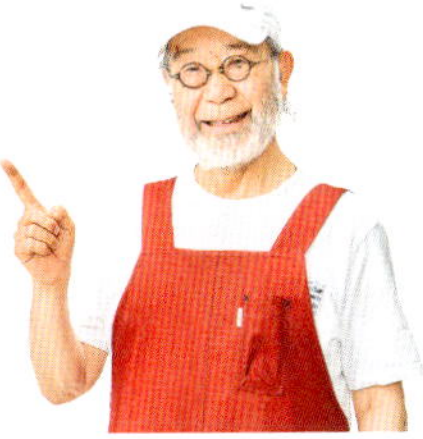

須アミノ酸を摂取しても、どれかが少なければ、その分しかたんぱく質の合成には利用されない、という理論です。

そこで、たんぱく質に含まれる必須アミノ酸の含有率が、栄養学的な基準からみてどうか、食品ごとに評価した**「アミノ酸スコア」**が示されています。

すべての必須アミノ酸が基準値より多く含まれていて、摂取したアミノ酸をたんぱく質合成に十分に活用できる場合、スコアは100。

そう、たまごはアミノ酸スコア100の食品なのです。

たまご3個で摂れる「BCAA」が筋肉維持に効く

人が自力で合成できず、私たちが摂らなくてはならない必須アミノ酸のなかでも、とくに**バリン**、**ロイシン**、**イソロイシン**の3つをまとめて**BCAA**と呼びます。

わざわざそう呼ぶのは、この3つが筋たんぱく中に多く含まれ、筋肉の合成にも関わり、筋肉を動かすときのエネルギー源にもなる重要なアミノ酸だと注目されているからです。

3つとも分子構造が似ていて、「分岐鎖アミノ酸」なので、英語ではBranched Chain Amino Acidという表記となり、その頭文字からBCAAと呼ばれます。

筋肉をつくるために、このBCAAの3つがとても大切。なおかつ、ほかのアミノ酸も必要になるので、たまごやサンマ、赤身の刺身、鶏むね肉など、BCAAも摂りながら、ほかのアミノ酸も摂れるたんぱく質を摂ることを心がけましょう。

筋肉を複利で増やすには、このBCAAを1日8～16gは摂りたいところですが、た

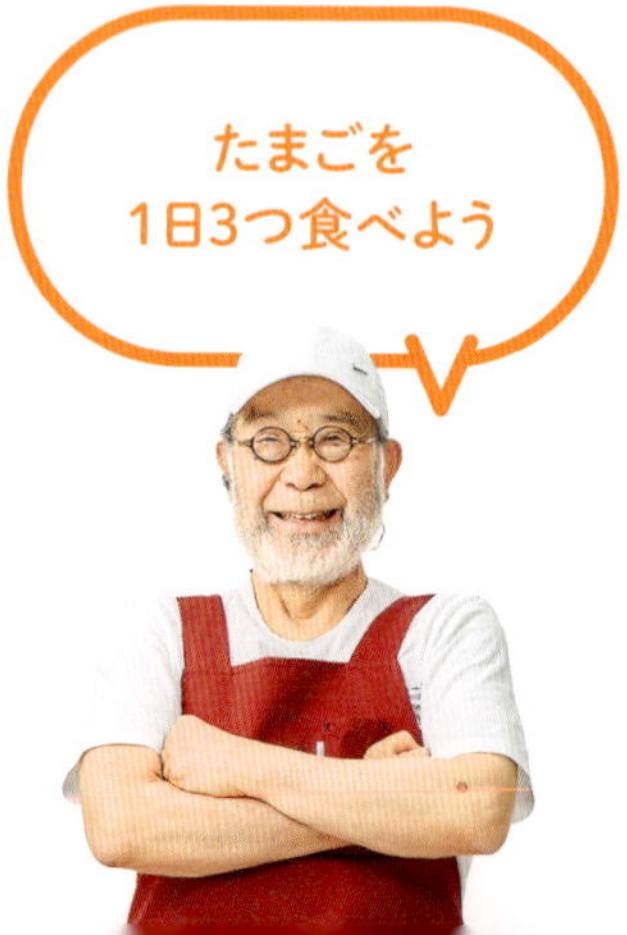

まご3つで約8g摂れます。これで最低量を確保できますね。

そこに、昼と夜のおかずに、中くらいのサンマ（BCAA約4・8g）、まぐろ赤身刺身8切れ程度（同約4g）、鶏むね肉手のひら大（同約4g）、鶏もも肉手のひら大（同約3g）などを食べると、必要量が食べられることになります。

食事の支度に時間がかけられないときや、おやつでも食べやすいたまごで、複利貯筋に欠かせないBCAAが最低量確保できるのはいいでしょう?! みなさんもぜひ**「たまご3つでBCAA◎」**を覚えて、日々意

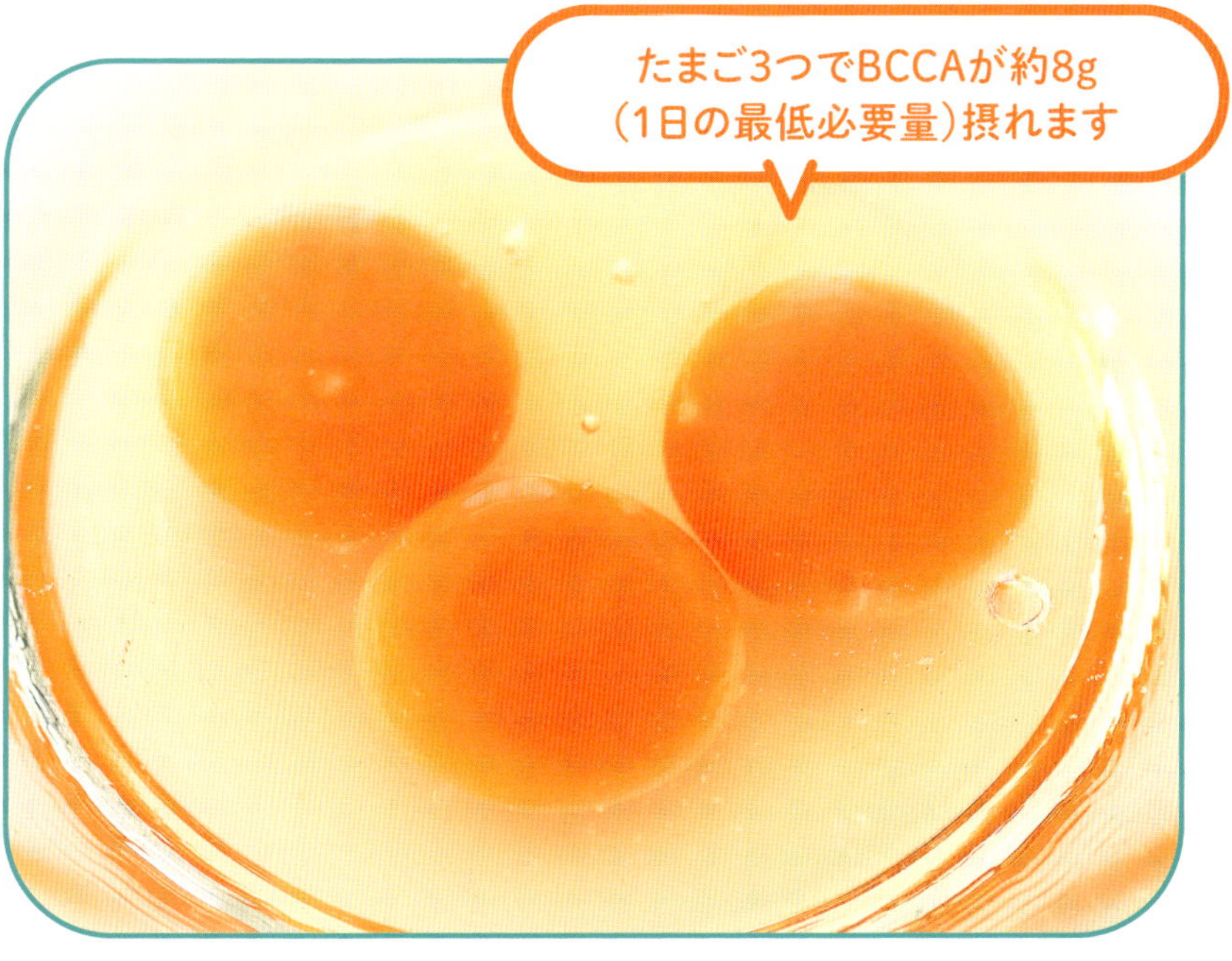
たまご3つでBCCAが約8g
（1日の最低必要量）摂れます

識して召し上がってください！

貯筋に励んでいる人のなかには、最近はＢＣＡＡをサプリメントで摂る人も増えているようですが、**僕はサプリメントには頼らず、毎日の食事で「食べて必要量を摂る」ようにしています。**

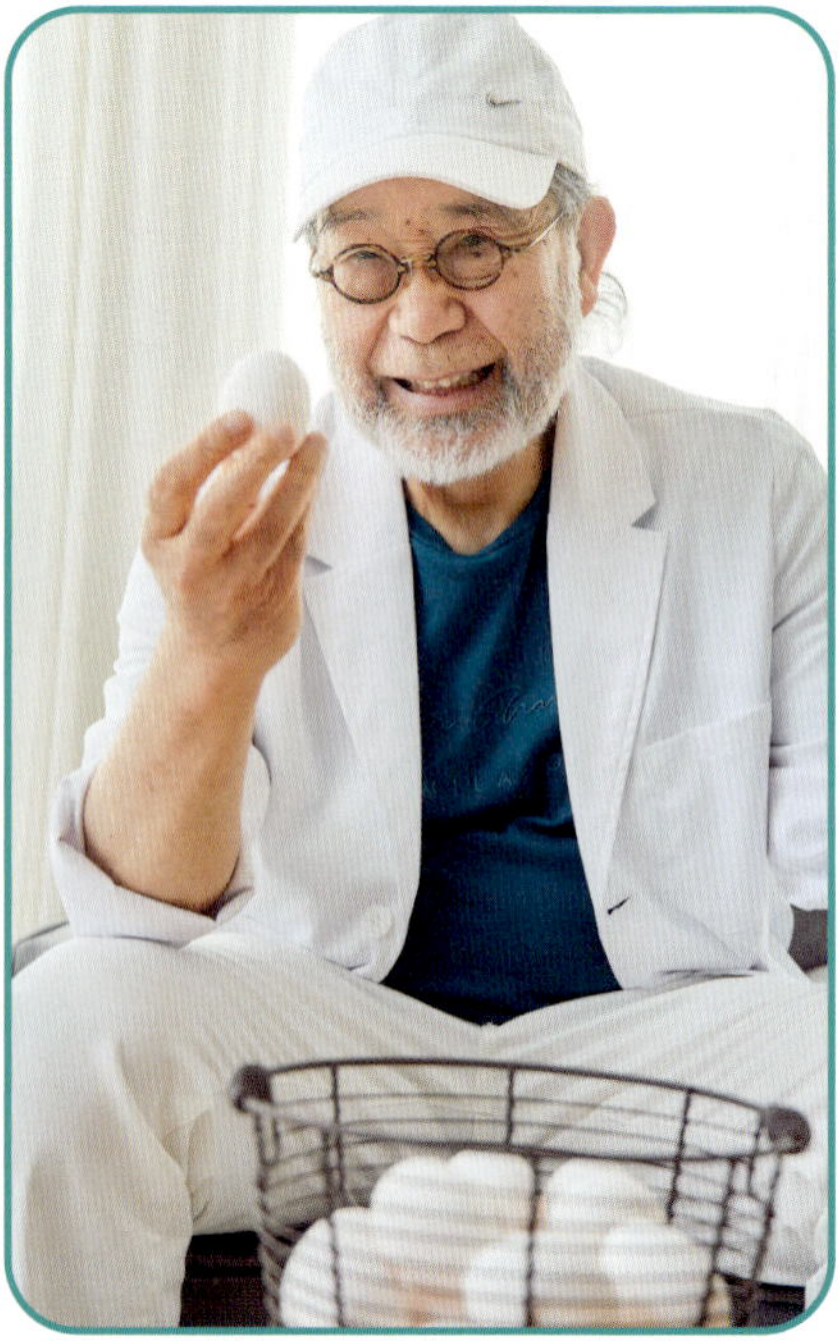

筋肉を大きく肥大させたいボディビルダーがプロテインを利用するのは理解できますが、一般の人はむしろ自然なかたちで、たまごなどをしっかり食べてＢＣＡＡを摂ることが大事だと考えているのです。

ただし、僕の内科外来にかかっている高齢の方で、あまり食欲がない人の場合は、サプリでプロテインを摂ることをお勧めしています。

BCAAを多く含む食品

可食部の値、表記のないものは100gあたり

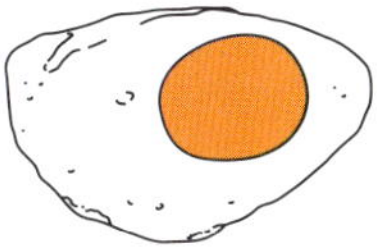
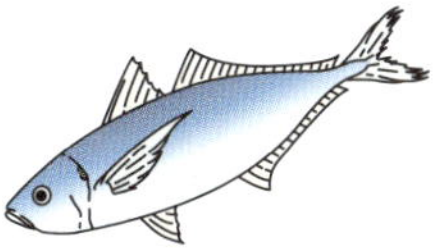
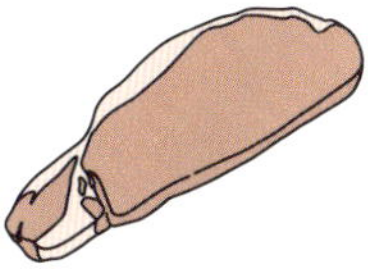
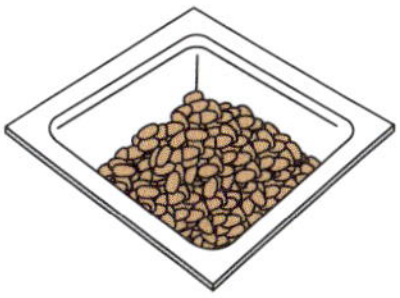
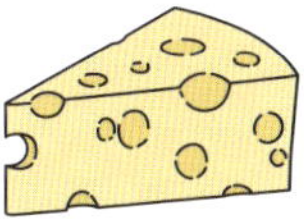

食品名	BCAA(g)
たまご 1個(50g)	2.6
まぐろ赤身(刺身8切れ)	4.8
かつお	4.3
あじ(中1匹)	3.8
さんま(中1匹)	3.7
鶏肉(胸肉)	4.3
鶏肉(もも肉)	3.3
牛肉(サーロイン)	2.4
凍り豆腐 1枚(16g)	1.6
納豆 1パック(50g)	1.3
木綿豆腐 1／4丁	1.2
牛乳 コップ1杯(200ml)	1.4
チーズ 小1個(20g)	1.0

出典　独立行政法人環境再生保全機構刊　呼吸リハビリテーションマニュアル⑥栄養療法
https://www.erca.go.jp/yobou/zensoku/sukoyaka/49/medical/medical05.html

老いを遠ざける「抗酸化作用」高め！

ヒトの老化や病気の原因の1つとして**「酸化」**があることはよく知られるところです。呼吸で取り込んだ酸素の一部が体のなかで活性酸素になり、それが過剰になったときの悪影響が「酸化」。そのため、**抗酸化力**を高めることが老化や病気の予防として大切だというのも、ご存じの人が多いでしょうか。

抗酸化力を高めるにはいくつか方法がありますが、食事で抗酸化作用が高い食べ物をしっかり摂るというのは、基本的な手段の1つですね。

それで僕らはビタミンやミネラル、ファイトケミカルなど抗酸化パワーの強い栄養素を十分摂るように心がけます。**そこで、「ビタミンエース（ビタミンA、ビタミンC、ビタミンE）」を抗酸化ビタミンとして覚えておくと便利です。**

ビタミンエースは単体で摂るより、一緒に摂ると互いの効果を高め合うはたらきをするので、〝エース〟と覚えておくのが◎！

抗酸化作用は
ビタミン「ACE《エース》」！

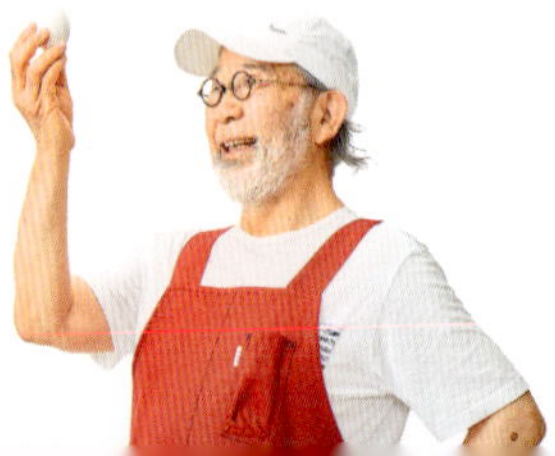

このうち、たまごには、ビタミンAのほか、体内でビタミンAに変わる前駆体のプロビタミンA（βカロテン、βクリプトキサンチン）と、ビタミンEが豊富です。

「日本食品標準成分表（八訂）増補2023年」と「日本人の食事摂取基準（2020）」を照らし合わせてみると、たまご1個でビタミンAは1日の必要量の約24％、ビタミンEは1日の必要量の約14％摂れるようです。素晴らしいですね。

とはいえ栄養の点で超優等生のたまごにもビタミンCは含まれませんから、たまごを食べるときにはビタミンCが摂れる何かをプラスする工夫をするのが、ビタミンエースを十分に摂るコツです。

たまごは他の食品と組み合わせて調理しやすい食品ですよね。そして、野菜や果物にはビタミンCを含む食品が多く、ビタミンCは決して摂りにくい栄養素ではありません。だから、プラスの工夫もしやすいでしょう。

ただし、ビタミンCは水溶性のビタミンなので、ゆでると含有量が減少してしまいます。一方、油炒めでは若干増加するので、野菜は生か、油炒めで食べましょう。

66ページで紹介する「長生きたまごシェイク」にはビタミンCを多く含む果汁をプラスすることをお勧めしています。よりおいしくなるので、一石二鳥ですね。

たまごは「脳に効く！」ブレインフード

脳ではたらく「レシチン」が摂れる「ブレインフード」

脳の重量は体の約2％にすぎませんが、脳は僕らが1日に必要とするエネルギーの約20％を消費するとされています。つまり、脳はたっぷりの栄養を要する、特別な器官というわけです。

中高年では、貯筋と同様、脳の健康もちょっと意識しますよね。できれば認知症とは無縁の人生を送るために、脳の栄養に適した**「ブレインフード」**を積極的に摂りたいもの。僕も気をつけていて、その意味でもたまごは王様クラスだと思っています。

なぜなら、卵黄に豊富に含まれるレシチン（リン脂質、別名フォスファチジルコリンとも）は、細胞膜の主成分で、脳神経や神経組織を構成するものだからです。これが不足すると、細胞膜と細胞の

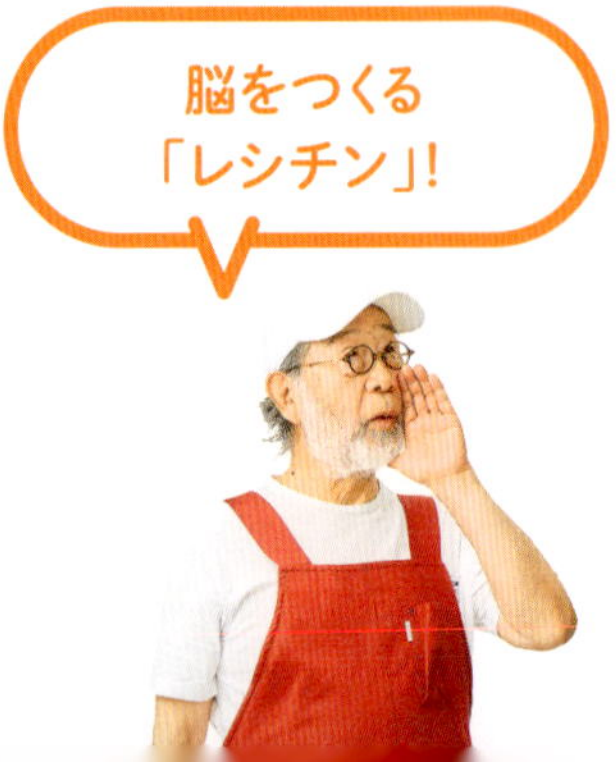

はたらきが悪くなり、脳の機能が低下します。

さらに、レシチンには「コリン」という成分が含まれ、これは脳に入ってはたらける数少ない物質の1つです。

脳や脊髄、網膜など神経組織にある血管は、血液から神経組織に必要ないものが入り込まないように管理する、言わば「関所」のような機能を備えています。これが「血液脳関門」というはたらきで、コリンはここを通過できるのです。

コリンは脳のなかに入ると「アセチルコリン」という神経伝達物質になります。アルツハイマー型認知症の患者の脳では、このアセチルコリンの量が減少するほど、認知機能の低下がみられます。

また、必須アミノ酸の1つ、メチオニンも神経伝達物質の材料となるもので、同様にアミノ酸スコア100の牛乳や大豆と比べてもたまごは含有率が高いです。このメチオニンは、抑うつなど精神症状の改善に役立つといわれています。つまり、たまごを食べることは、多角的に脳の機能低下を防ぐことになるわけです。

なお、レシチンには水と油を混ぜ合わせる乳化作用、酸化防止作用、保水作用などのはたらきもあり、たとえば、その乳化作用のおかげで血液中のコレステロールが血管壁に溜まりにくくなり、血中コレステロール量がコントロールされます。この乳化作用は、油に溶ける性質をもつビタミン（脂溶性ビタミン）のビタミンA、D、E、Kなどの吸収にも役立ってくれます。

たまごに豊富なコレステロールはワルモノではない！

たまごの栄養は王様クラスなどと話すと、いまもよく「でもコレステロールが多いから、そんなに食べちゃダメでしょう」などと返されます。

コレステロールが豊富な食品を食べると、血中コレステロール値が上がる。かたくなにそう信じている人が多いようです。

しかし、先にも述べたとおり、2015年に「日本人の食事摂取基準」（厚生労働省）では「コレステロールの摂取制限」がなくなっています。それは、食事で摂るコレステロール量を控えると、それを補うべく肝臓がコレステロールを合成して、血中に放出して一定量を保とうとし、逆に食べるコレステロール量が増えると、肝臓がコレステロールの合成を休むという仕組みが僕らの体に備わっていると明らかになった

からです。つまり、食べて摂るコレステロール量と、血中コレステロール値の上昇の因果関係は明らかではないと判断されたのです。

たまごを1日3~4個も食べる僕ですが、2024年の定期検査で善玉と呼ばれるHDLコレステロール値は59mg／dℓ（日本動脈硬化学会での正常値は40mg／dℓ未満）、悪玉と呼ばれるLDLコレステロール値は122mg／dℓ（同学会での正常値は140mg／dℓ未満）、中性脂肪値143mg／dℓ（同学会での正常値は150mg／dℓ未満）、ヘモグロビンA1c値5・2％（日本糖尿病学会では6・0％未満を目標値）でした。

たまごを食べても、悪玉と呼ばれるLDLコレステロール値に影響はないことを毎年の検査結果が教えてくれます。僕の場合、糖尿病家系ですが、ヘモグロビンA1c値も正常、何も問題がない数値です。

なかには、遺伝的な問題や、極端な食べ方で血中コレステロール値のコントロールがうまくいかない人もいますが、ドクターストップなどが出ていない人なら、1日3、4個食べてもOK。**1日1個までに制限しても、高コレステロール血症や動脈硬化、心臓病の予防になるわけではないのです。**

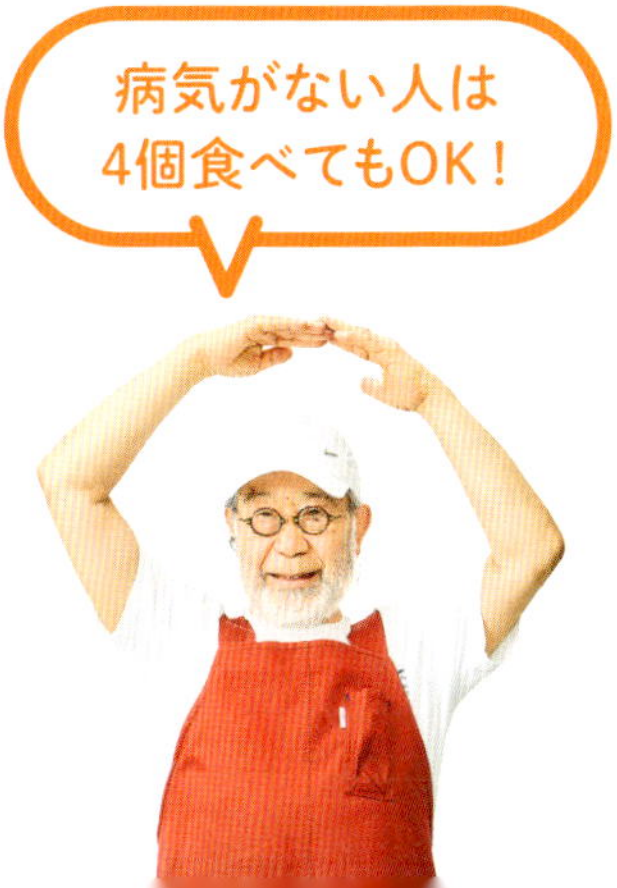

たまごは善玉コレステロールを増やしてくれる

ただの悪者のように認識されていることもあるコレステロールですが、実際には僕らが健康を保つために欠かせない細胞の成分。正しく知っておくことが大事です。

コレステロールは脳や肝臓、神経組織などに多く存在するもので、脂質の1種に分類されます。細胞膜の主成分であり、体内で合成される各種ホルモンや、胆汁酸、ビタミンDの原料でもあります。

僕らは必要量の約7～8割を肝臓などで糖や脂肪を使って合成していて、残りの約2～3割を食事から摂ります。

脂質に分類されているのは、水に溶けない性質をもっているため。ですから、血液中を流れるとき、コレステロールはたんぱく質と結合した「リポタンパク質」の状態で移動しています。

LDL（低比重リポタンパク質）と一体化するとコレステロール運搬ではたらき、HDL（高比重リポタンパク質）と一体化すると血管からコレステロールを除去するはたらきをします。そのためLDLコレステロールが過剰になると動脈硬化の原因となってしまうのです。

そこでLDLコレステロールは「悪玉」と呼ばれ、HDLコレステロールは「善玉」と区別されて、主に「悪玉」のおかげでコレステロールが目の敵にされるようになったわけです。

しかし、コレステロールが欠乏すると、細胞膜や血管が弱くなったり、免疫力が低下したり、脳出血なども起こりやすくなります。運搬役のLDLコレステロールも、掃除役のHDLコレステロールも、どちらも必要なのです。

現代の一般的な食生活でコレステロールが著しく不足することはほとんどないものの、極端なダイエットや慢性的な栄養不良などから不足することもあります。

また、**「コレステロールパラドックス」**という言葉があって、65歳を超えると、コレステロールが少し高い人のほうが長生きするというエビデンスが出始めていて、薬でのコントロールを見直す動きも出てきています。

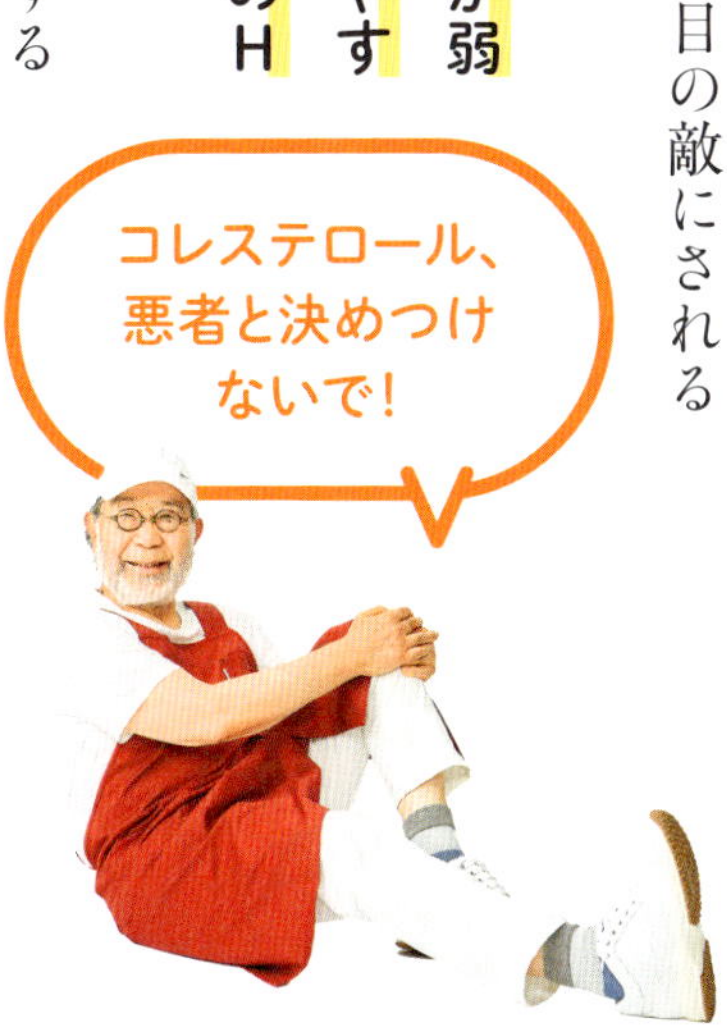

日本の医療では、コレステロール値が高いと動脈硬化を防ぐための服薬治療が行われることが多いのですが、アメリカでは70歳以上の人には服薬治療をしない傾向にあるようです。僕の内科外来でも、70歳以上の人の場合は、服薬治療をやめるように努めています。

健康診断などでＬＤＬコレステロール値の正常範囲は１４０㎎／㎗未満とされていますが、**僕は40〜65歳以下の人でＬＤＬコレステロール値１８０㎎／㎗未満の場合にも、すぐに服薬治療を行うのではなく、食生活改善と運動を勧め、薬に頼らないでコントロールしていくよう指導しています。**

一方で、コレステロールを下げる薬（スタチン系薬）には、体の炎症を抑えたり、肝臓の線維化を防いだりする効果があり、服薬している人は脂肪肝の発症リスクが15％も低いことがわかりました。これはつまり肝臓ガンの予防になるということです。そこで、お酒を飲む習慣のある人や、脂肪肝のある高脂血症の人には、場合により、スタチン系薬を続けるようにしています。

たまごの場合、コレステロールが豊富なだけでなく、血中コレステロール値を調整して、ＨＤＬコレステロールを増やすはたらきをもつ栄養素もあわせもっています。

それが、**レシチン**です。ブレインフードと呼ぶゆえんとして先にも紹介した、卵黄に豊富に含まれるこのレシチンには、LDLコレステロールを溶かして減らし、HDLコレステロールを増やすはたらきがあります。たまごは善玉コレステロールを増やすのです。すごいですよね。

さらにたまごには、LDLコレステロールを減らす効果のあるオレイン酸や、血中コレステロール値を上げにくくするリノール酸が豊富に含まれます。

つまり健康維持に必要な「脂質（コレステロール）」を食べていくうえで、たまごは体内のコレステロールのバランスを適正に保ちやすい、中庸的な食べ物なのです。

現代の食生活では、どちらかといえばLDLコレステロールを多く含む肉類などの動物性脂質を摂りすぎる傾向にあります。

肉料理を多く食べている人は、1日3食のおかずにたまご料理や、青魚料理（魚油に含まれるDHAとEPAはHDLコレステロールを増やす効果が高い）を積極的に加えて、バランスを整えましょう。

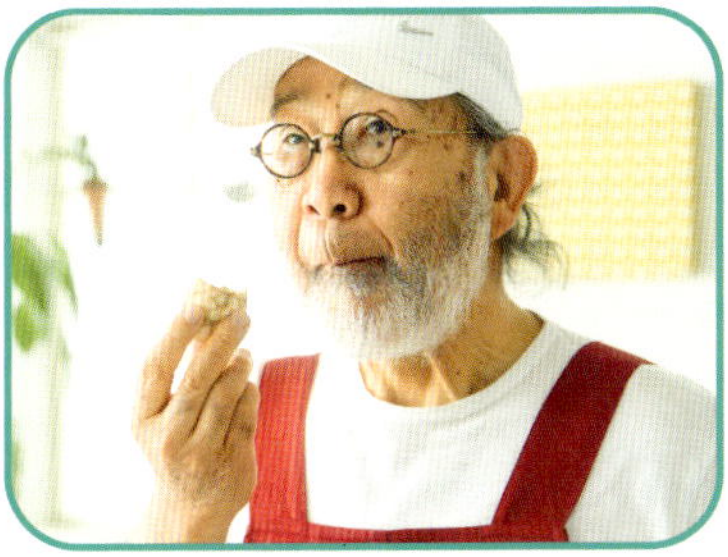

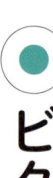

ビタミン・ミネラルの補給源にもたまご！

貴重な「天然ビタミンD」を確保しよう！

中高年にとって、筋肉は快活に動ける体を保つための資産です。同じ理由で、僕は歯と骨も大事な資産だと思っています。歯はしっかり食べていくために、骨は筋肉の基礎として大事ですよね。

具体的には、歯は、定期的に歯科にかかり、食べられる口を保っていくのが大事ですし、骨は、骨粗しょう症など加齢によって起こる病気を防いでいきたいと思っています。食事では、歯や骨の健康に欠かせないビタミンやミネラルを十分に摂るよう心がけています。

まず注意して摂りたいビタミンの筆頭にあげるのは**ビタミンD**です。というのも、ビタミンDは、現代の生活で不足しがちな栄養素であるのに、豊富に含まれる食品は限られていて、摂りにくいからです。

手軽にビタミンDが食べられるのはたまご（卵黄）のほか、「きのこ類」「魚類」に限られます。

また、ビタミンDは、紫外線を浴びることで皮膚でも生成されるのですが、年齢とともに皮膚上で生成できる能力は低下し、屋外で活動する機会も減ると、さらに生産量は減るので、中高年になったらより多くのビタミンDを食事から摂る必要があるのです。

ビタミンDが不足すると、腸でのカルシウムの吸収が減り、腎臓でもカルシウム再吸収が低下するので、カルシウム不足から「低カルシウム血症」を招きます。すると骨の軟化（骨軟化症）や骨粗しょう症のリスクが高まります。

歯科学の情報を見ると、口腔内で歯を支えている骨の軟化が起こると、歯周病につながり、歯を失うリスクが高まることもあるうえ、ビタミンD不足は歯のカルシウム吸収や石灰化にも影響するとされています。

つまり歯にも、骨にも大事、それがビタミンDなのです。

また、精神医学の分野では抑うつなど精神症状とビタミンD不足の関連が指摘され

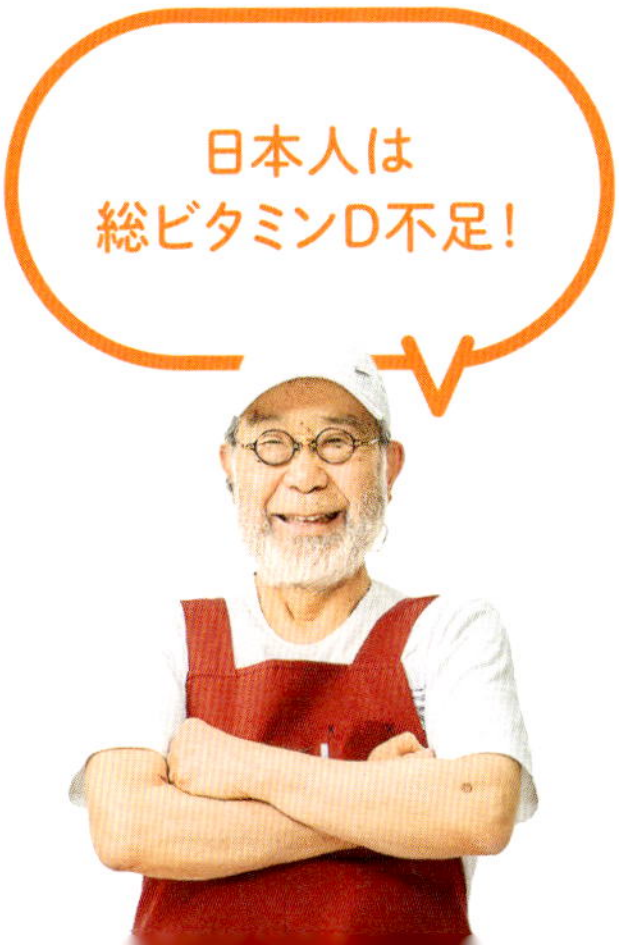

ているため、ヨーロッパの国々では日照時間が短いシーズンには予防的にビタミンDのサプリメントを利用する人が多いようです。

日本でも日照時間が減少する秋以降にうつ傾向の人が多くなる地域があるという調査結果もあります。都市で、日当たりが悪いところで生活している人の場合なども、ビタミンDに注目する必要があるように思います。

一方、ビタミンDは摂りすぎると高カルシウム血症を起こし、血管の壁や腎臓、心筋、肺などにカルシウムが沈着してしまい、腎機能障害や嘔吐、食欲不振、神経の興奮などの症状が現れる場合もあります。

ただし、「日本人の食事摂取基準（2020）」が示すビタミンDの摂取目安量が1日あたり8・5μg（18歳以上の男女）であるのに対して、統計的にはすべての世代でビタミンD摂取量は不足していることがわかっています（2019年「国民健康・栄養調査」年齢層別のビタミンD摂取量より）。つまり、一般的な食生活をしている分には、過剰摂取を心配することはないでしょう。

たまご1個あたりのビタミンDは約2μg（マイクログラム）ですから、2個食べたら1日の目安量の半分が摂れますね。

たまごにはこんなビタミン・ミネラルも！

栄養素	体内での主なはたらき	たまご1個(60g)に含まれる量
ビタミンD	カルシウム代謝に欠かせない。体内でも合成されるが、中高年以上は食事から摂る量が不足しないよう注意が必要	生…2.3μg ゆで…1.5μg 目玉焼き…2.3μg
ビタミンB2	エネルギー生産に関わる酸化還元酵素の補酵素としてはたらく。皮膚や粘膜などの再生、保護も	生…0.22mg ゆで…0.19mg 目玉焼き…0.25mg
ビタミンB12	アミノ酸や脂肪酸の代謝に関わる。たんぱく質や核酸の生合成では補酵素としてはたらく。赤血球の生産にも関与	生…0.7μg ゆで…0.6μg 目玉焼き…0.7μg
パントテン酸	エネルギー産生、脂質や糖質の代謝ではたらく重要な補酵素などとなる	生…0.70mg ゆで…0.71mg 目玉焼き…0.77mg
葉酸	赤血球の生産に関わり、動脈硬化予防や血中コレステロール値を改善するはたらきが注目。代謝に関わり、核酸やたんぱく質の生合成を促進して細胞の生産や再生を助ける。とくに胎児にとって重要な栄養成分とされる	生…29μg ゆで…29μg 目玉焼き…35μg
ビオチン	糖や脂肪酸、アミノ酸の代謝に関わる補酵素として、エネルギー生産を助ける。皮膚や粘膜などの保護も	生…14.4μg ゆで…15.0μg 目玉焼き…16.2μg
ビタミンK	血液、骨の健康維持	生…7μg ゆで…7μg 目玉焼き…11μg
リン	カルシウムとともに骨や歯を構成。リン脂質として細胞膜の構成成分に。体内で核酸など重要な成分の構成要素として代謝に関与。体液のpHバランスや浸透圧の調節、心臓・腎臓の機能維持、神経伝達などにも関与	生…100mg ゆで…100mg 目玉焼き…140mg
鉄	体内の鉄分のうち約65%は血液中のヘモグロビンの構成成分となり、酸素の運搬を担う	生…0.9mg ゆで…0.9mg 目玉焼き…1.3mg

出典　文部科学省食品成分データベース

エネルギー代謝に欠かせない「ビタミンB群」が摂れる

もう1つ、たまごに豊富な栄養素で、僕らの健康に重要なものが**ビタミンB群**。

ビタミンB群とは、ビタミンB1、ビタミンB2、ビタミンB6、ビタミンB12、ナイアシン、パントテン酸、葉酸、ビオチンの8種類の水溶性ビタミンの総称です。

その主なはたらきは、僕らが食事で摂ったエネルギー産生栄養素（たんぱく質、糖質、脂質）の代謝をスムーズにする**「補酵素」**という、いわば縁の下の力持ち的な役割です。ビタミンB群が不足していると、肉もごはんも期待どおりの栄養にならないので、大事ですね。

B群のビタミンはいずれも水溶性ですから、摂りすぎの心配はないものの、一度にたくさん摂っても尿で排出されてしまいます。毎日しっかり摂っていきたいものです。

全8種のうち、たまごにはビタミンB2、ビタミンB12、パントテン酸、葉酸、ビオチンの5種が豊富です。

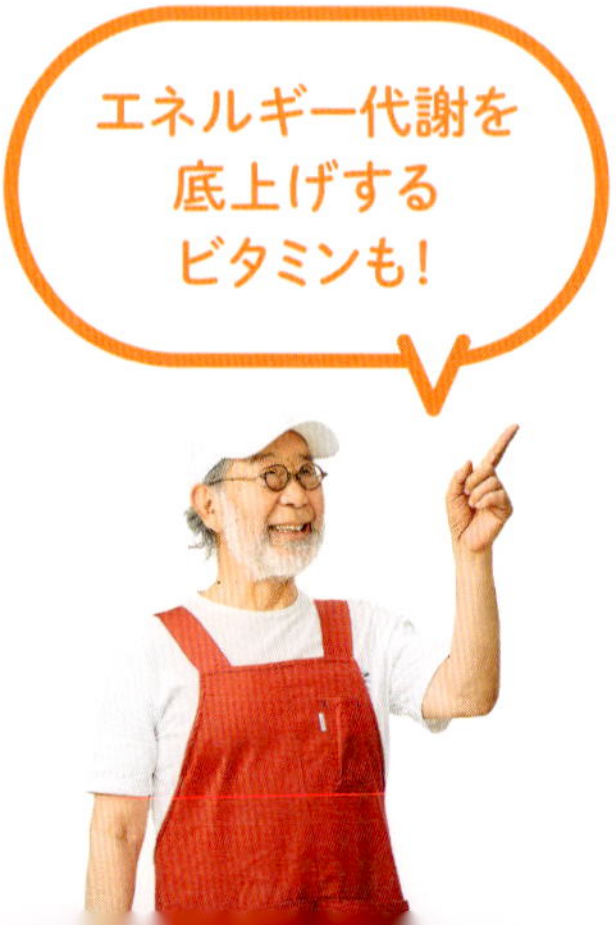

栄養のかたまり、たまごはスーパーパワー食品！

これまで紹介した以外にも、たまごを食べることで摂れる主な栄養素として、ビタミンK、リン、鉄などがあげられます。それぞれのはたらきは45ページの表で簡単に説明しています。たまごにはビタミン、ミネラルも豊富と言えるのがわかります。

積極的に摂りたい栄養素のうち、たまごで摂れないのは「ビタミンCと食物繊維だけ」と逆に覚えておくと、献立作りで便利かもしれません。たまごはスーパーパワー食品と呼んでいいでしょう。

そもそもたまごは**「まるごと生命」**ですね。小さな生命が殻のなかで成長し、自ら捕食し、生命を維持できるようになるまで育つために、十分な栄養が備わっているもの。栄養のかたまりです。しかも手軽に買え、食べられるのですから、毎日の食事で、ぜひおいしく召し上がれ！

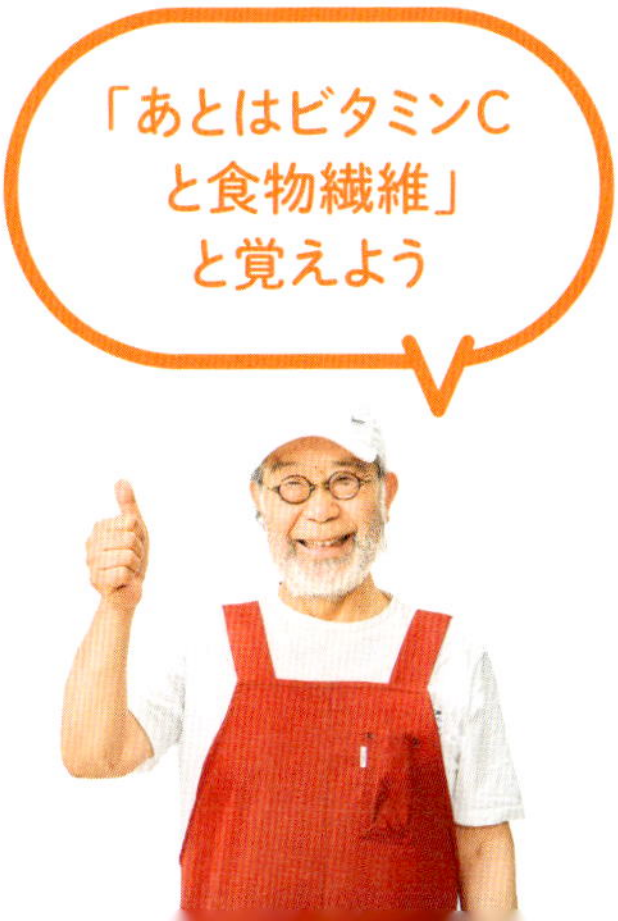

たまご雑学劇場

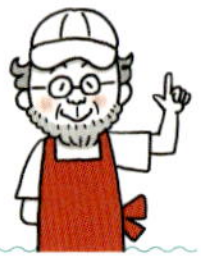

1

生・ゆで・焼き たまごの食べ方で「栄養」はどう変わる?

たまごの栄養素には、熱に弱い性質のもの、
油に溶けやすいものなど、それぞれ特徴が。
どうやって食べるのがベスト?

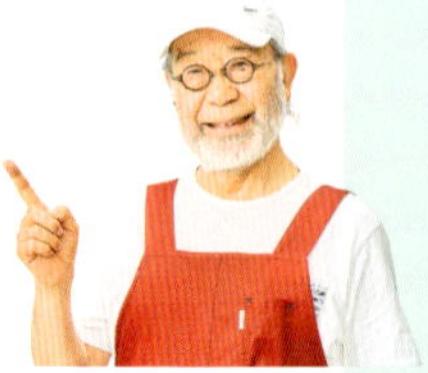

結論! **生・ゆで・焼き(炒め) まんべんなく食べよう**

POINT:生でこそ摂れる栄養素がある

消化の良さという点では、半熟卵や温泉卵などやや火を通した食べ方がベストですから、総合的に栄養の吸収もよいと考えられます。

しかし、生で食べると熱に弱いビタミンB群を損なわずに摂れる利点があります。ビタミンB群は主に黄身に含まれるので、黄身だけは生、白身だけ電子レンジで半熟以上に加熱、というのもお勧めです。

ただし、胃腸が弱っているときは、生食を避けましょう。一方、しっかり火を通した固ゆでたまごは食あたりの心配無用です。

POINT:熱を加えると吸収率がアップする栄養素も

一方、油に溶けやすい性質をもつビタミン(A、D、E)などは、油を使って調理すると吸収率がアップ。スクランブルエッグや目玉焼き、たまご炒めなどはビタミンA、D、Eが効率よく摂れます。

たまご由来の栄養をまるごといただくために、体調と相談しながら、どれと限らずいろいろな調理法で食べていきましょう。

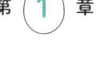

2

たまごはどうやって保存するのがいい?

たまごはスーパーでとくに冷蔵されずに販売されていることも多いもの。
しかし一般的な冷蔵庫にはたまご収納ケースがついています。
正しい保存法、日持ちは?!

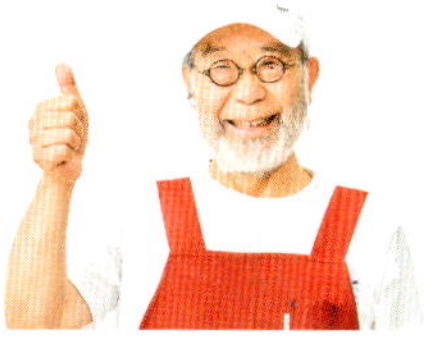

結論! **とがったほうを下、丸いほうを上で冷蔵保存**

POINT：たまごは他の生鮮食料品と比べて長持ちします

卵白に含まれる殺菌力をもつ酵素「リゾチーム」と卵黄膜などが、構造的にたまごを守っています。流通の過程で、必ずしも冷蔵されていないこともあります。たまごの鮮度は、割って確かめます。鮮度が良ければ卵黄がこんもり盛り上がり、指でつまめます。

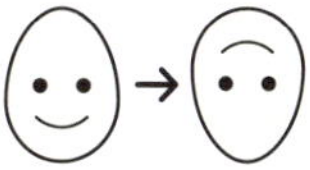

POINT：冷蔵庫では「とがっているほうを下」で保存

サルモネラ菌汚染を防ぐには、安定的に10度以下での保存が推奨。家庭の冷蔵庫では殻のとがっているほうを下、丸いほうを上に。理由は2つ。①とがっているほうが殻に強度があって割れにくいから。②丸いほうには空気の入った気室があり、たまごが古くなり卵黄が浮かんできたときに、黄身が直接殻に触れにくいから。

冷凍できますが、期限内で食べる際はしっかり加熱して。ゆでたまごは4日以内に食べ切ります。

中高年からの食の合言葉「あさはきたにぎやかだ」

中高年は「低栄養に備える食習慣」をつくろう!

ここまで「たまごの主な栄養」について紹介してきました。ここからは、そのたまごの栄養を活かすために大事な話をします。**食事全体についての話です。**

中高年を迎えると、若い頃のような旺盛な食欲がない(お腹が空かない)ことが増えますし、買い物や調理を負担に感じるときや、同じものを続けて食べる「ばっかり食」が増えます。

便秘など排泄の問題や、睡眠のトラブル、老いの自覚と暮らしの不安、身近な人との別離など、食とは関係ないことも、食生活に大きな影響を与える場合もあります。

そこで、しっかり食べられるときから「ちょっとの工夫」を習慣づけて、生涯にわたり健康を保つ食事をしていけるように備えましょう。

飽食の時代と言われて久しい現代ですが、**厚生労働省の調査では、65歳以上の男性**

で1割以上、女性で2割以上の人が低栄養とされ、僕は持病のある人や入院して治療を受けている人などの場合、その数はもっと多いと考えています。他人事ではないのです。

そして僕は、高齢になって急に低栄養になるわけではないから、中高年からそうならない食生活を習慣にすることが大事だと思います。そうならない食生活とは、好きなものだけを食べるのではなく、ある程度は栄養について考えて食べる食生活です。

でも、忙しい毎日、難しいことは続けにくいですよね。簡単に、ざっくりとらえて取り組めるようにコツを見出したので、ぜひご活用ください。

それが、鎌田實考案の**「あさはきたにぎやかだ」**です。

健康に良い食生活の合言葉でよく知られているのは「まごはやさしい」でしょう。「豆、ごま、わかめ、野菜、魚、しいたけ(きのこ)、芋」ですが、現代の栄養学から考えると、これでは不十分で、低栄養やフレイルといった「健康長寿」を阻む事態を招く原因になりかねません。

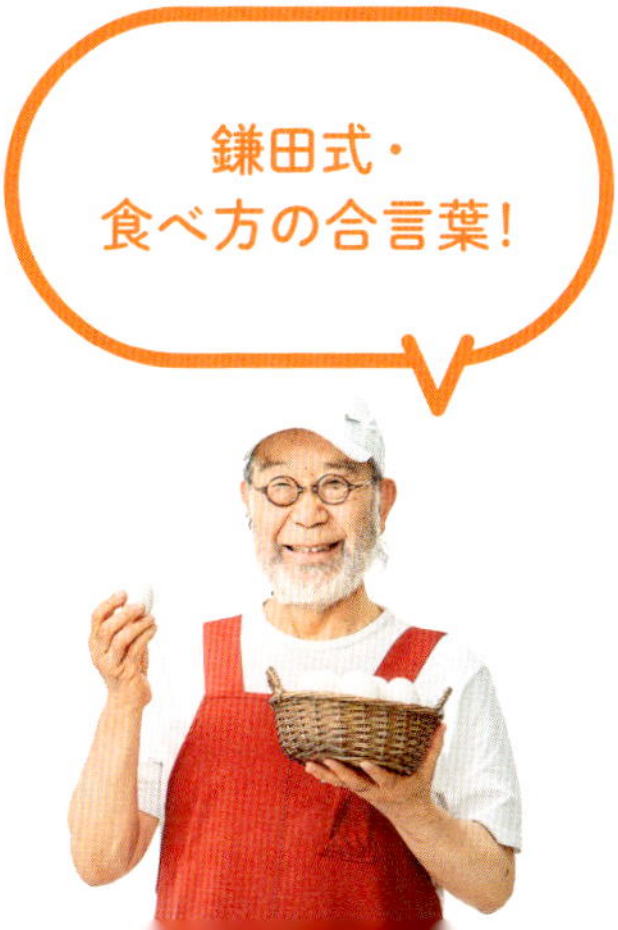

ほかに「さあにぎやかにいただく」という合言葉も。「魚、油、肉、牛乳、野菜、海藻、芋、たまご、大豆製品、くだもの」では、確かに油や肉、牛乳、たまごを加えた点で現代栄養学の理にかない、95歳までぴんぴん元気でいられそう、と思います。

しかし、僕は**「生涯ぴんぴんひらり」**、最期まで自分らしく活動し、ひらりとあの世に逝くのが希望なのでブラッシュアップ。糖化を起こし老化の原因となる「い（芋）」と「く（くだもの）」は外し、代わりに「き（きのこ）」「は（発酵食品）」を入れました。

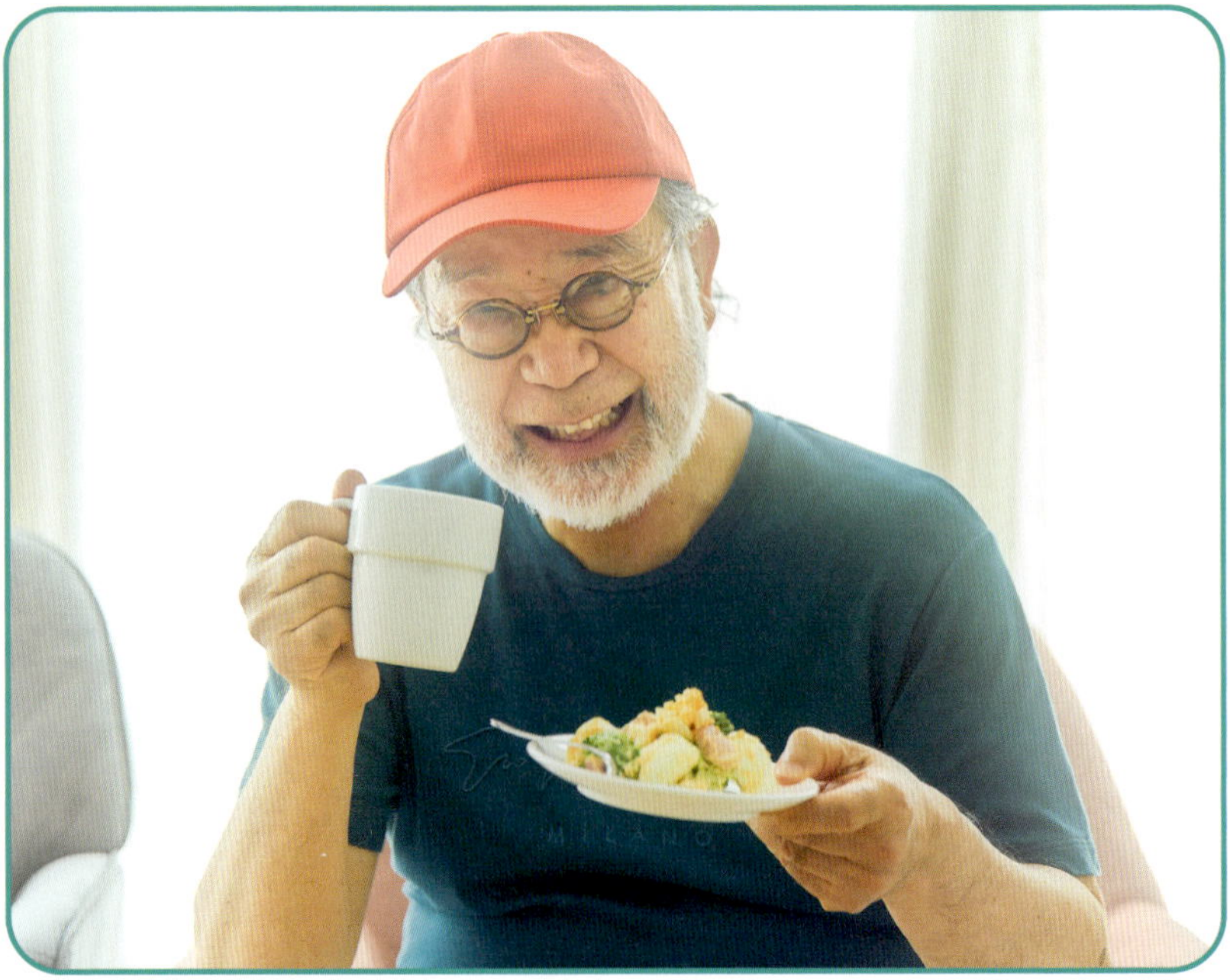

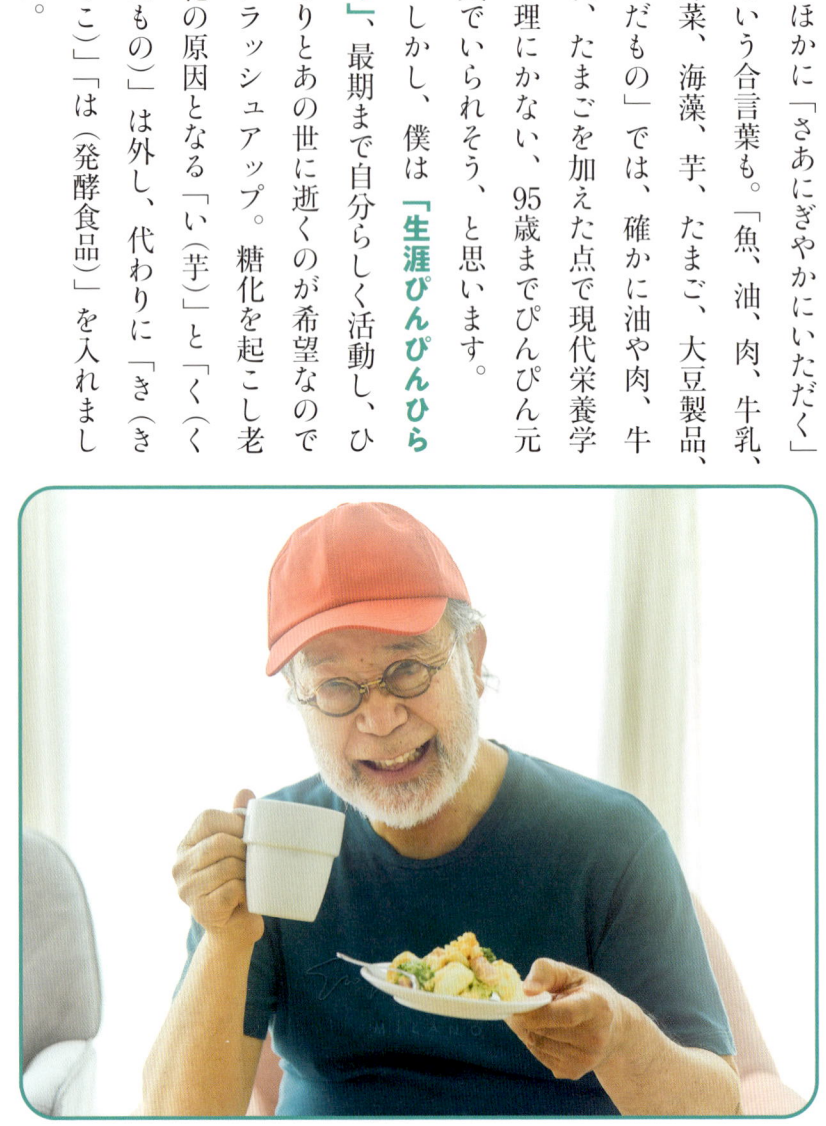

「あさはきた にぎやかだ」

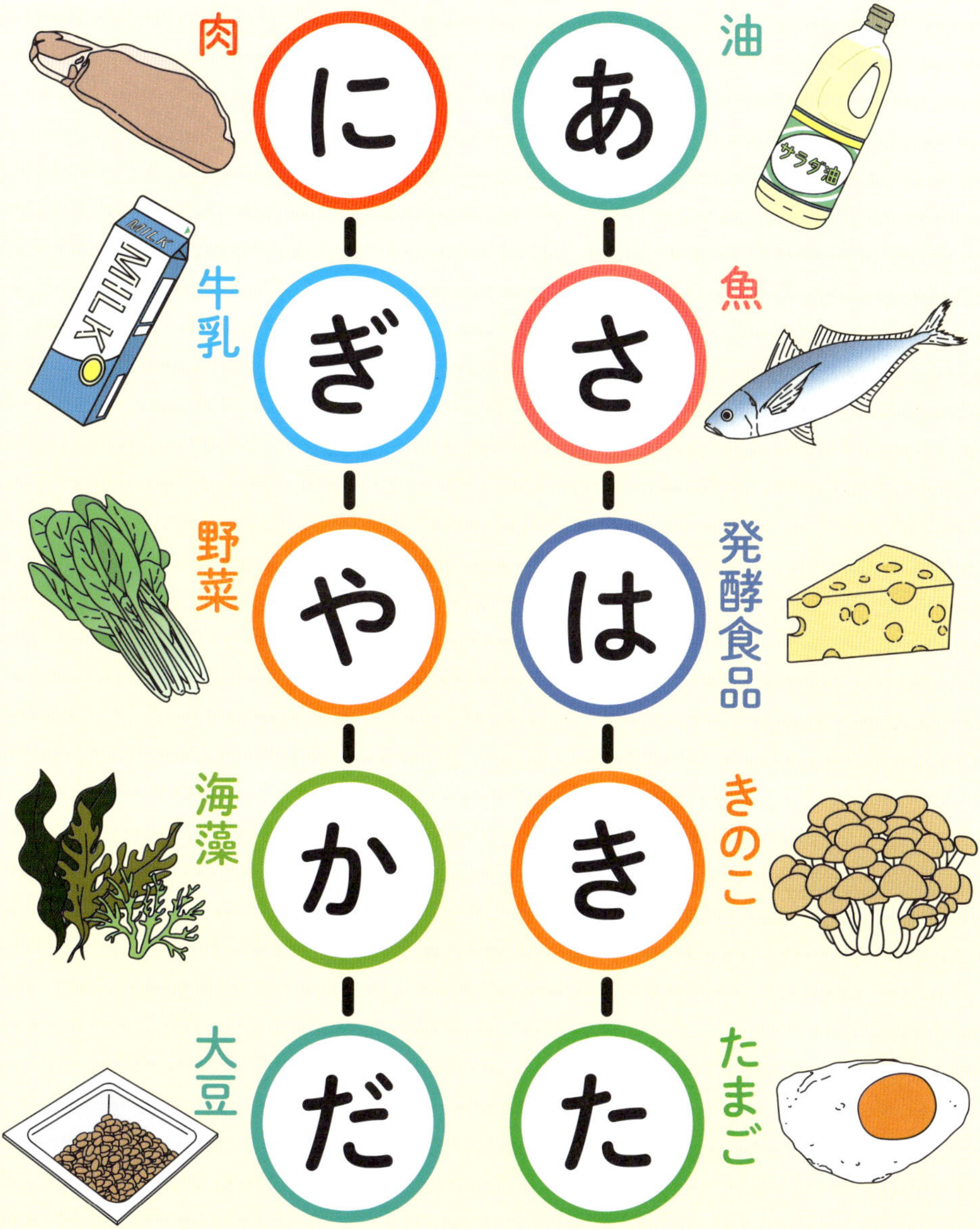
あ
油
さ
魚
は
発酵食品
き
きのこ
た
たまご
に
肉
ぎ
牛乳
や
野菜
か
海藻
だ
大豆
サラダ油
MILK

合言葉「あさはきたにぎやかだ」活用術

合言葉であげた食品は10品目。たまご以外は9品目ですね。

毎日の食事で、ごはんやパンなど主食以外に「7品目食べる」を目標にしましょう。やってみればわかりますが、それほど難しくはありません。たとえば納豆は発酵食品で、大豆ですから、納豆を食べるだけで2品目食べたことに。簡単だから、僕は10品目コンプリートできる日も結構ありますよ。

難なく7品目以上、食べる習慣が定着したら、さらなる工夫を日々のレクリエーションと思って、おいしいコンプリートを重ねる。

楽しく、おいしいことが健康を支えてくれるベースになります。しっかり食べられると気持ちもアップしてきます。

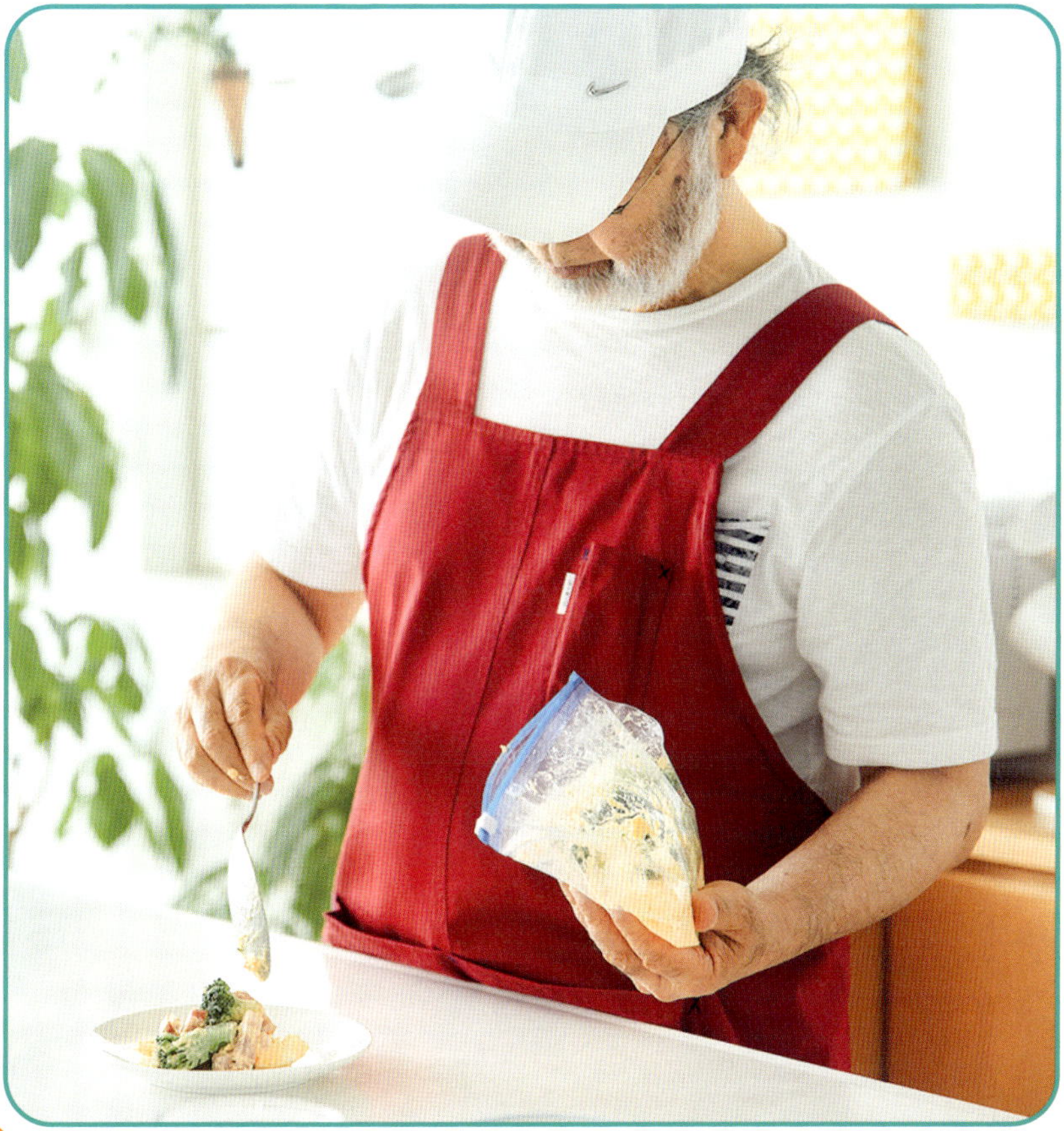

たとえば…

76ページで紹介している「世話なし★たまサラ」なら、たまごに、ツナ、チーズ、電子レンジで加熱したきのこ&キャベツ、ハム、ボイルひじき、ゆで大豆を加えたら、1皿で6品目です。ね、結構摂れるでしょう？

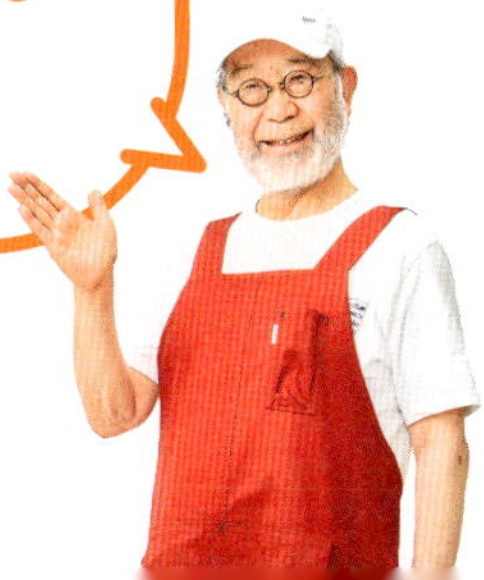

あ

油 —— 良質を積極的に

調理や料理のちょいがけに、**酸化しにくいオリーブオイルや白ごま油**が重宝します。「えごま油」や「アマニ油」などオメガ3脂肪酸のα-リノレン酸は熱に弱く酸化しやすいので、直接料理にかけ、早めに食べきる。

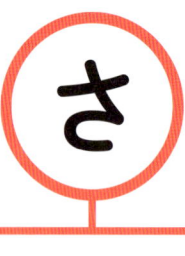

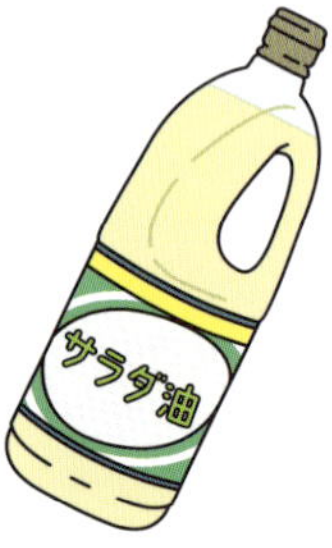

さ

魚 —— 缶詰でもOK

生魚に限らず、干物や缶詰、調理済レトルト食品なども活用して。**青魚の油に含まれるDHAとEPAはアルツハイマー病と関係する酸化ストレスや炎症を減らす**とされ、青魚はたまご同様ブレインフード（34ページ）の1つ。

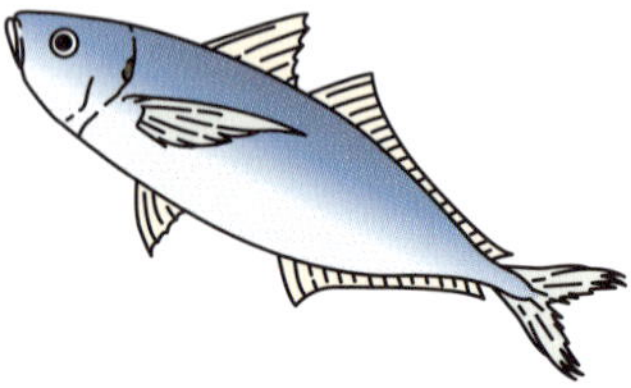

は

発酵食品 —— ちょこっと毎食

貯筋とならんで「貯菌」も大事。毎食、納豆や味噌、ぬか漬け、お酢、ヨーグルト、チーズなどを少しずつ食べると腸内の善玉菌が整います。

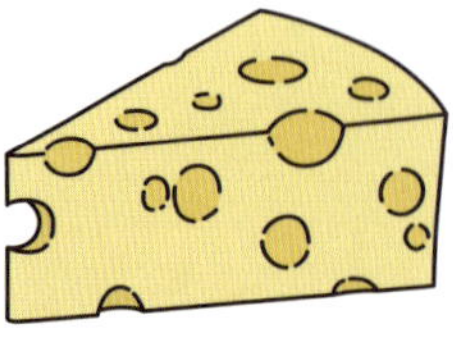

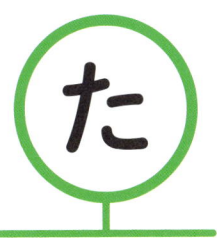

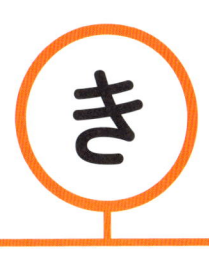

き

きのこ ―― 干して常備

天日干しで日持ちと栄養価アップ。**食物繊維も豊富で、便秘がちな人はきのこ数種を干して常備し、毎食、少しずつ食べましょう。**善玉菌のエサになる繊維の多い野菜やきのこが「貯菌菌利」を上げてくれます。各種の善玉菌を摂りながら、菌糸でできているきのこを摂ることでさらに貯菌菌利が良くなるのです。

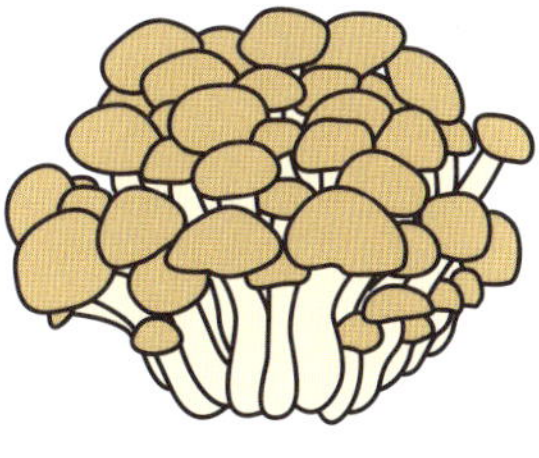

た

たまご ―― プラス1個

Mサイズ1個あたりたんぱく質は6グラム強。必須アミノ酸を基準より多く含む「アミノ酸スコア100」で、理想的なたんぱく質。**毎食食べることで1日のBCAAの必要最低量を確保。**普段の食事より「プラス1個」食べられる工夫をしましょう。

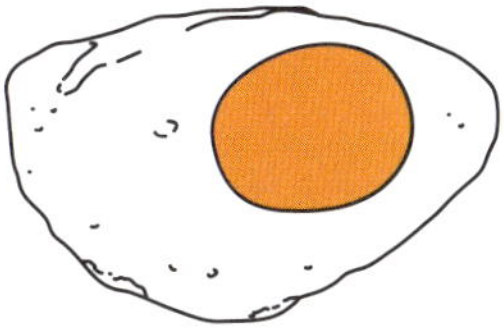

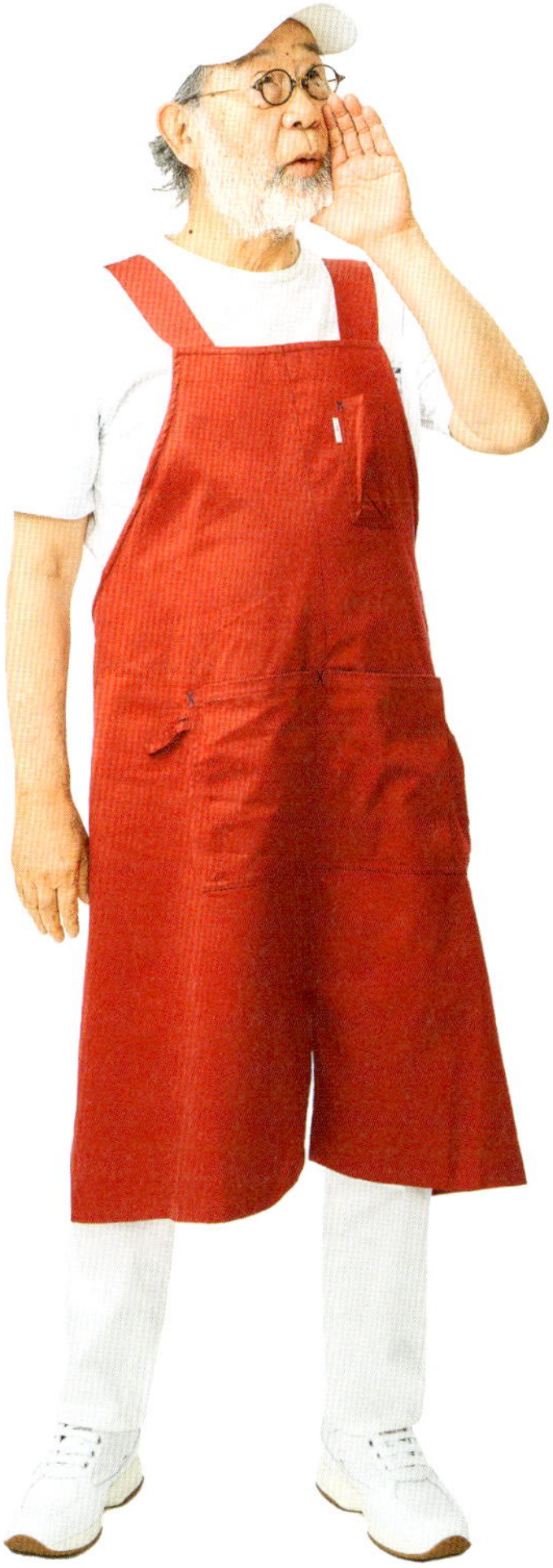

に

肉 ―― 若いとき以上に

高齢になったら筋肉はつきにくくなるので、若者以上にたんぱく質を摂る必要があり、肉類も食べなければ、たんぱく質が不足します。**たんぱく質は肉の重量の2割程度**と覚えておきましょう。定期的に歯医者に通って、「食べる口」を保つこともお忘れなく！

ぎ

牛乳 ―― 準完全栄養食

三大栄養素（たんぱく質、脂質、炭水化物）、ビタミン、ミネラルがバランスよく摂れ、準完全栄養食といえる牛乳。**食事だけで摂りきれない栄養を補ってくれます。アミノ酸スコアもたまごと同じ100。**とくに朝の1杯は貯筋の助けになり、就寝1時間前のホットミルク1杯は良質な睡眠の助けに。飲むのが苦手な人は、スープや煮込み料理で。

や

野菜 ―― 手のひらで計量

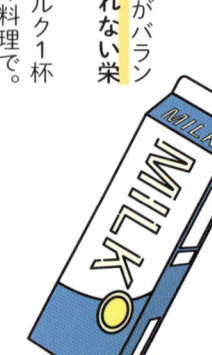

1日350〜400gの野菜を摂るのが理想的。**わざわざ量らなくても、両手のひらにほどよくのる程度の量を1食分**と考えて、3回食べていきましょう。

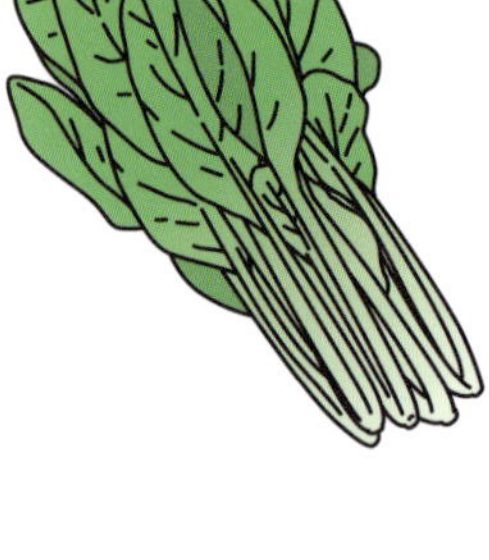

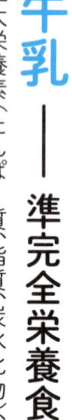

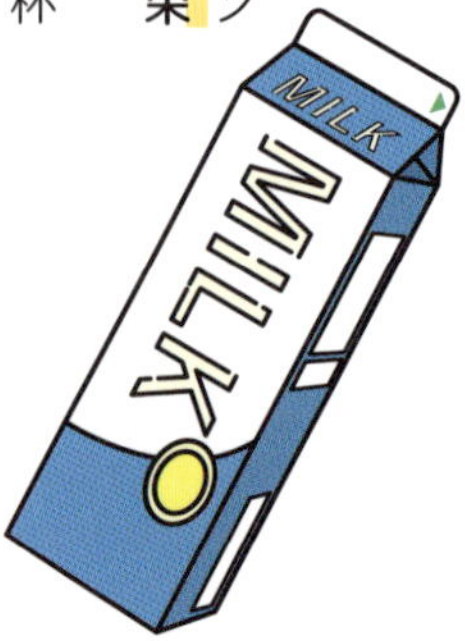

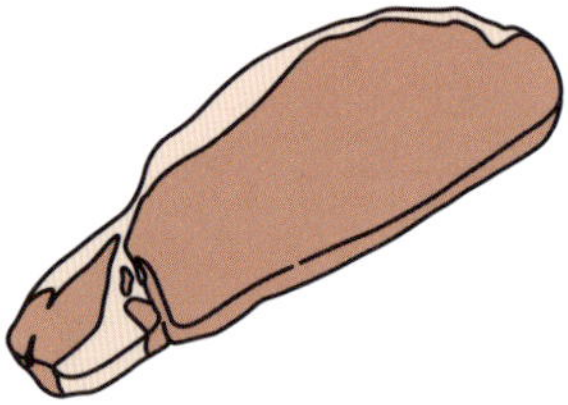

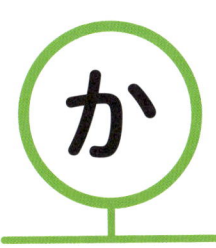

か

海藻――頻回食べよう

わかめや昆布、ひじきなどの**乾物を常備しておき、1日のおかずのどれかにちょい足し**したり、煮物に加えたり、工夫して食べる回数を増やしましょう。春～秋は、もずくやめかぶの酢のものなども食べやすくて重宝です。

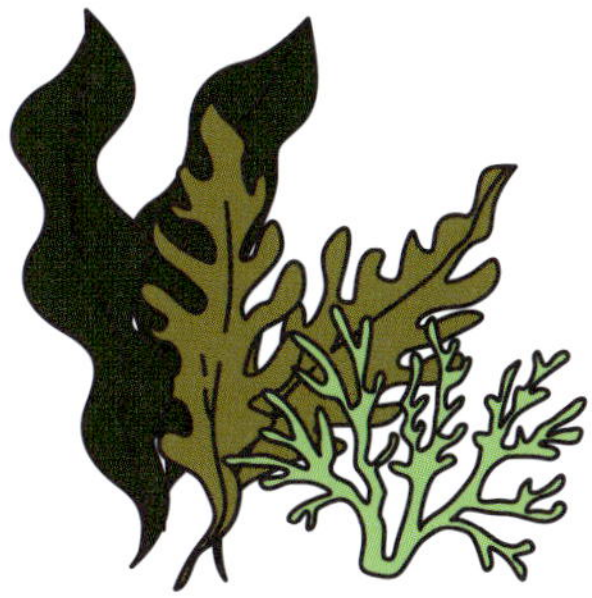

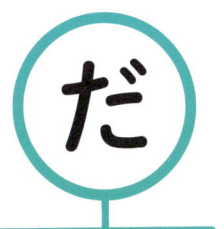

だ

大豆――貴重な植物性たんぱく質

豆腐や納豆、豆乳などの大豆製品や蒸し大豆などは手軽に買えて常備しやすいですね。貴重な植物性のたんぱく源ですから、**飽きないようにレシピを探して、新しい食べ方をしていくのが**◎です。

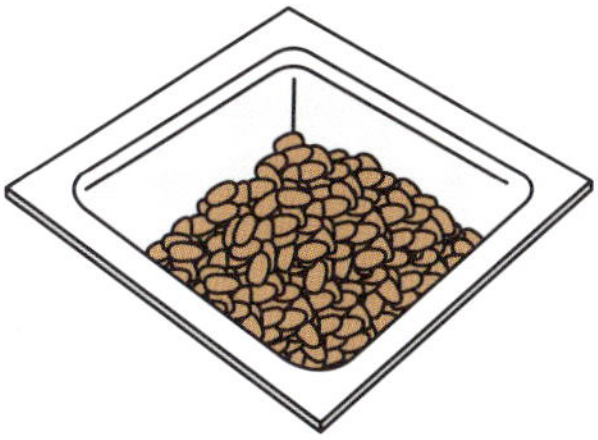

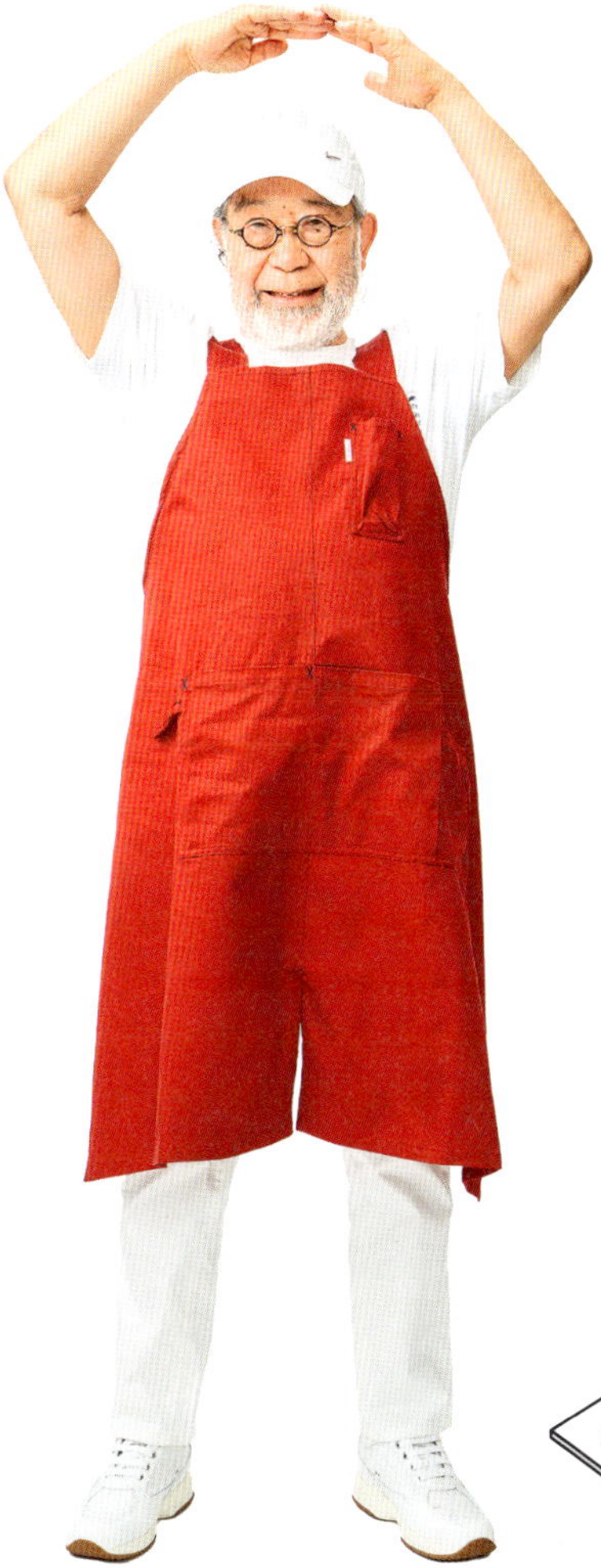

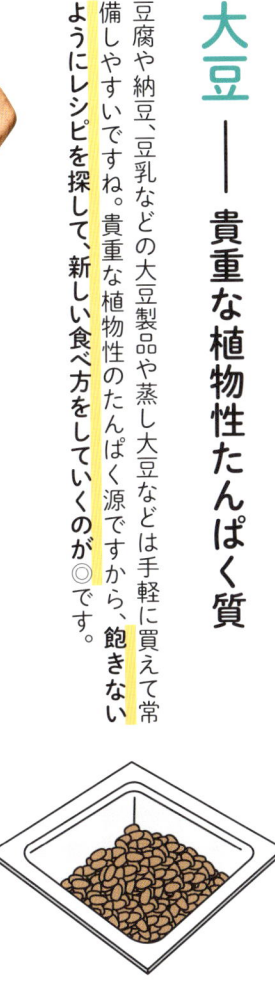

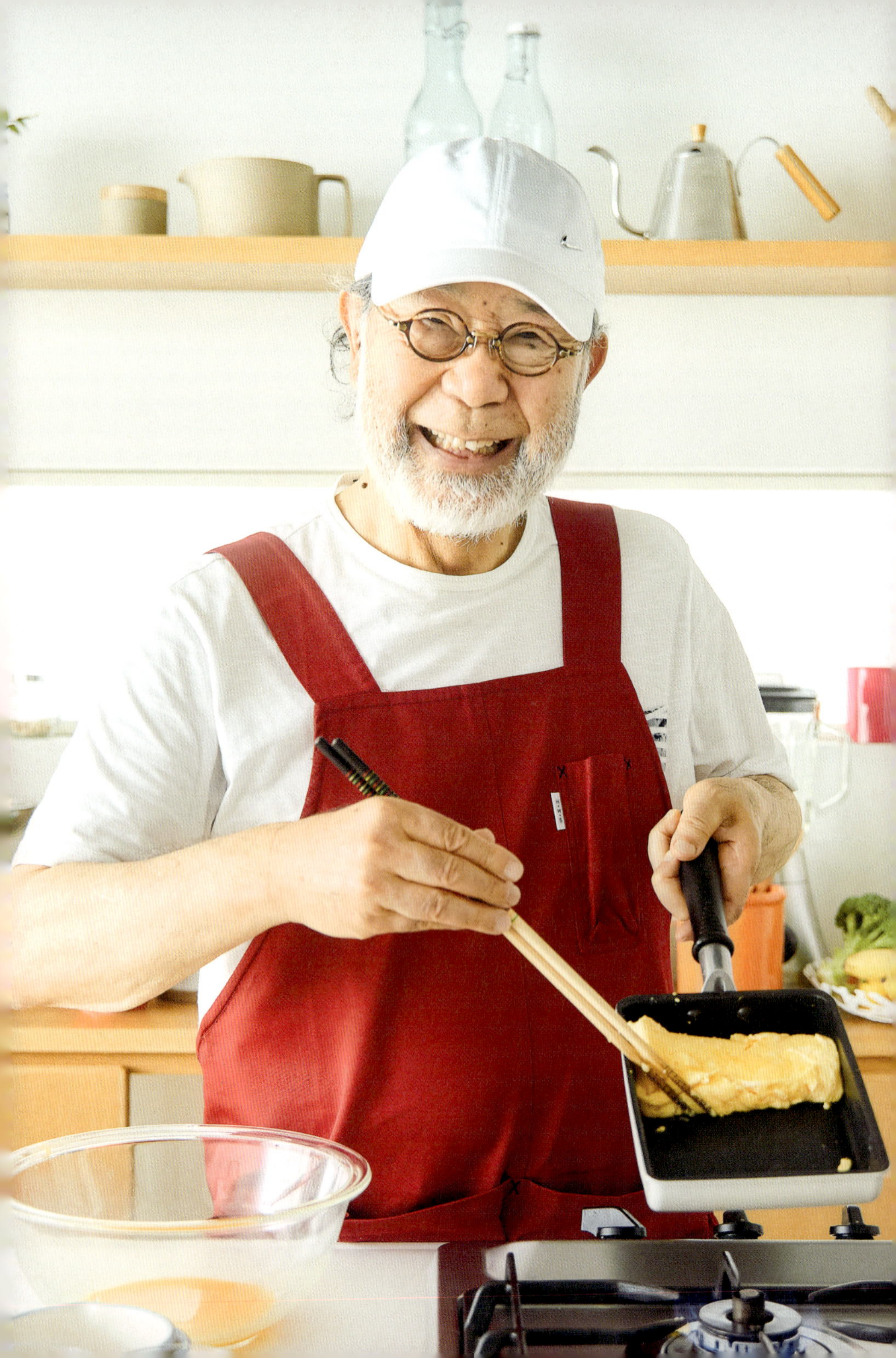

第2章

毎日「プラス1個」できる！鎌田式・たまごの食べ方

大した手間はかけないで、でも栄養たっぷりおいしく。
この章でご紹介するのは、レシピとも言えないくらい、
かんたんなものばかり。
おひとり暮らしでもいますぐできる、
とっておきの食べ方をご紹介します！

たっぷり「たんぱく質」を摂るコツは？

朝と昼、意識してたんぱく質を摂る「たん活」を！

日本人のたんぱく質の摂取量は２０００年頃から急激に減少しています。コロナ禍の影響で、国民健康・栄養調査が中止となり、**最新データは２０１９年の数値なのですが、１９５０年頃と同水準（日に70g程度）にまで下がっています。**

１９５０年というと、戦後間もない頃、テレビの本放送が始まるより前。飽食の時代と言われて久しい現代に、なぜでしょうか。僕は、過度のダイエット志向や健康のための粗食志向も影響していると思います。

中年時代にメタボだと、10~20年後に**脳梗塞**や**心筋梗塞**のリスクになるので注意が必要ですが、この考え方がすべての年代に知られ、メタボ対策が行きすぎてしまった。65歳を過ぎたらＢＭＩが25を少し超えたからといってとんかつやラーメンを食べるのをやめる必要はないのです。

そして、さまざまな理由から朝や昼の食事がおろそかになっていることも影響大ではないかと思います。忙しいビジネスパーソンは、朝食を食べない。食べてもパンとコーヒーだけ。昼はコンビニで買うおにぎりやパンと飲料やスイーツ。そして、ときどき「半チャーハン・ラーメンセット」。一方の高齢者は食欲があまりなくて、食事の支度も大儀で、お茶漬けさらさら。もしくは菓子パンやドーナツで済ます。冬は親戚から届いたお餅ばっかり、夏はそうめんばっかりで空腹を満たしてしまう。

こうした食事では摂れる栄養が「糖質」に偏ってしまいます。夕食ではたんぱく質をとっても、中年以降、最低限必要だと考えられる量は摂りにくい。

ちなみに、僕は50歳代でもたんぱく質は最低限「体重1kgあたり1g／日」必要と考えています。それは現状の筋肉を維持するための必要量で、貯筋をめざすなら「体重1kgあたり1・2g／日」を目安に食べるとよいと思っています。

僕の体重から計算すると1日あたり約80gです。この量を確保する意味もあって、三度の食事（1食あたりたんぱく質20g程度）に加え、こまめに**「たんぱく質おやつ」**も摂ります。

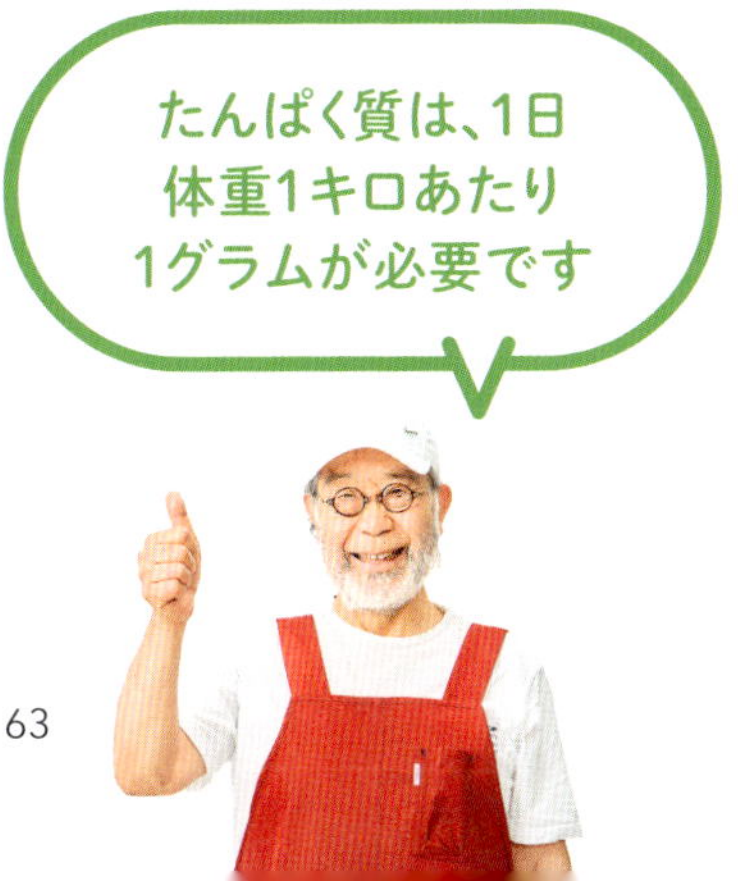
たんぱく質は、1日
体重1キロあたり
1グラムが必要です

たんぱく質だけ食べても筋肉は増えない！

中高年向けの健康教室などでも、たんぱく質が大切なことはいつも話題になります。しかし、たんぱく質を優先して、食べる量を増やした結果、「たんぱく質でお腹がいっぱいになってしまい、ごはんやパンが食べられない」と言う人もいます。

これは本末転倒。**ごはんやパン（炭水化物）や脂質も摂らないと、せっかく食べたたんぱく質が筋肉の材料になりません。炭水化物の代わりにたんぱく質と脂質がエネルギーとして利用されてしまうからです。**

炭水化物というのは、糖質と食物繊維を合わせたもの。本来なら糖質が体のエネルギー源です。若い人の場合、この糖質の摂りすぎが問題であることは確かですが、必要量が摂れないのも問題。余分な脂肪だけがエネルギーとして利用されるのならいいのですが、そうはならず、筋肉減少につながることが多いのです。

軽めでも毎食、ごはんやパン、麺類などで糖質も摂ることもお忘れなく。

それでは、料理未満の鎌田式・たまご料理です！

材料は冷蔵庫にあるもの、コンビニでも十分そろうものばかり。
レンジや缶詰も活用して、
ひとりで、いますぐつくることができるものだけを厳選しました。
朝食に、おやつに、そしてかんたん晩ご飯に、たまごを「プラス1個」！

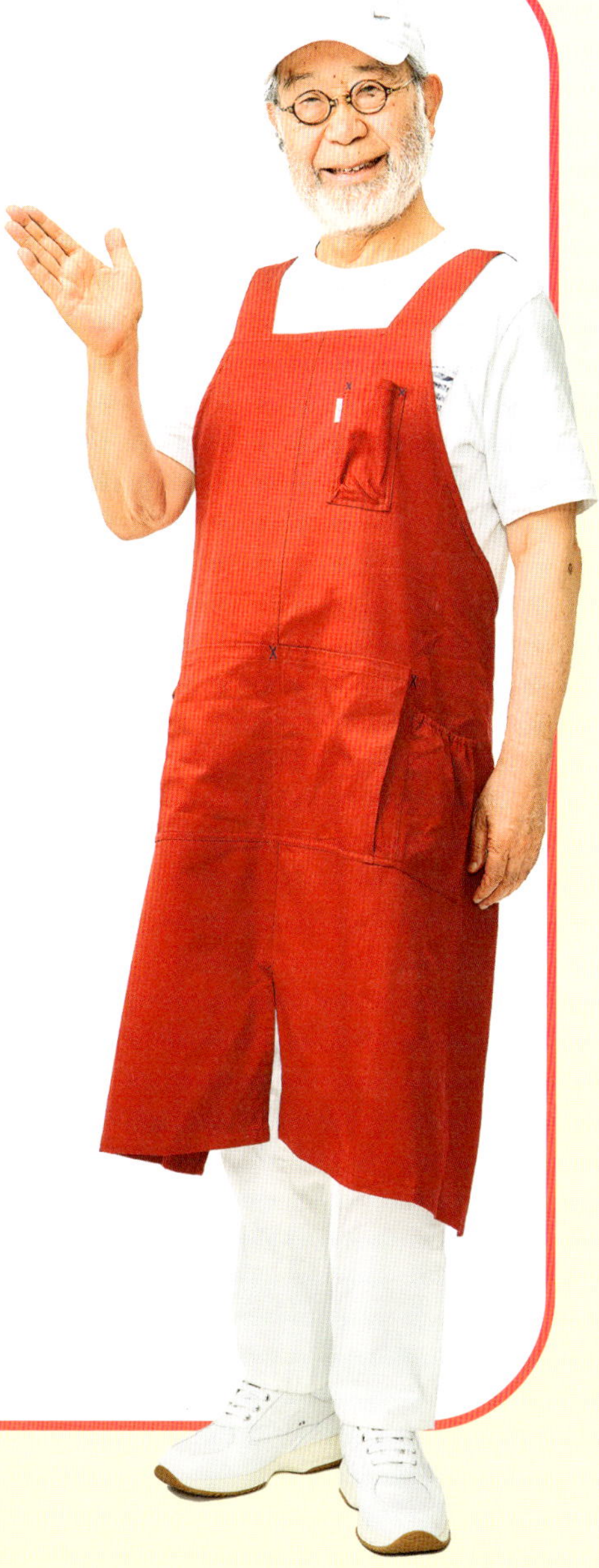

1 長生きたまごシェイク

お出かけ、運動後！　すぐに1杯飲んでエナジーチャージ

これぞ究極の長生きドリンク、「長生きシェイク」を何より先にご紹介するのは、これが十数秒あればつくれてしまう、**何よりの貯筋ドリンクだからです。**

たまごと牛乳、そこにもろみ酢。お酢は普段調理に使うものでもいいですが、僕は**必須アミノ酸が全種とれるもろみ酢**を愛用しています。

シェイクの味はヨーグルトドリンク風。カルシウム、ビタミンD、クエン酸も摂れ、たまごのビタミンDや、もろみ酢・みかんに含まれる「クエン酸（キレート作用）」がカルシウムの吸収を助けてくれます。

ジム通いをするようになった69歳の頃から、トレーニング後の回復と複利貯筋のためにこのシェイクを飲んでいますが、どうせたんぱく質を摂るなら、口にするタイミングも重要。**体を動かしてから30分以内に必須アミノ酸を摂るのが良い**ので、外出の機会には、このシェイクをボトルに入れて、持って出かけましょう。

僕自身は運動のつらさが軽減すると感じて、運動とアミノ酸補給のサイクルの大切さを実感しています。

運動したらコレ！

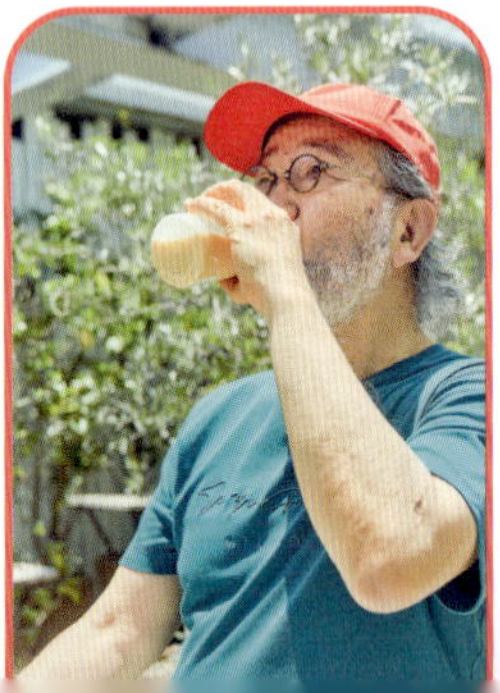

たまご…1個
もろみ酢…30ml(*)
牛乳…100ml
みかん1個分の絞り汁(*)

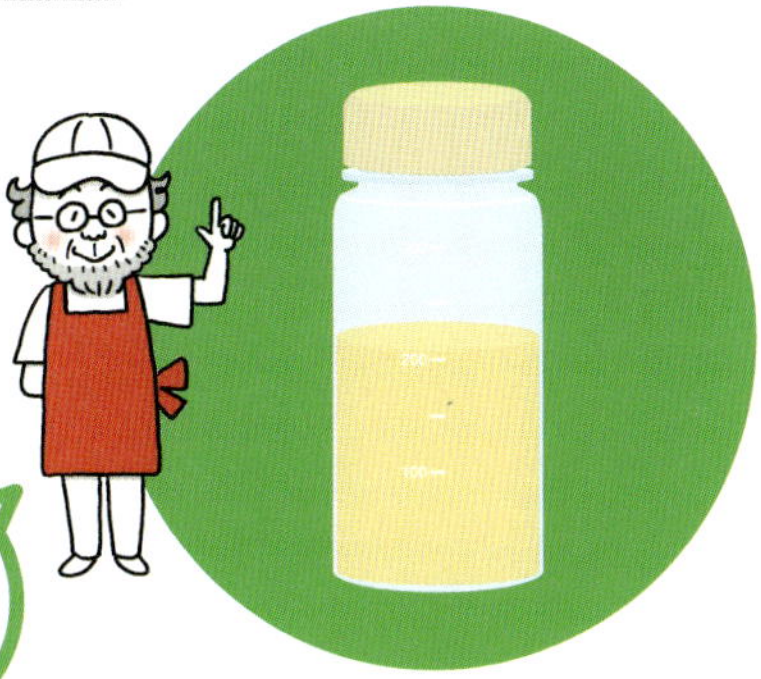

これでたんぱく質が
約10gとれます

❶ フタができるドリンクボトルに材料をすべて入れ、フタをして、よく振り混ぜる

*もろみ酢ではなく、家庭にある米酢やリンゴ酢で作っても◎

*ビタミンCをプラスするための「みかん1個分の絞り汁」は「果汁100%オレンジジュース50ml」でも代用可。甘味をつけたいときは腸内環境を整える作用のあるオリゴ糖シロップで！

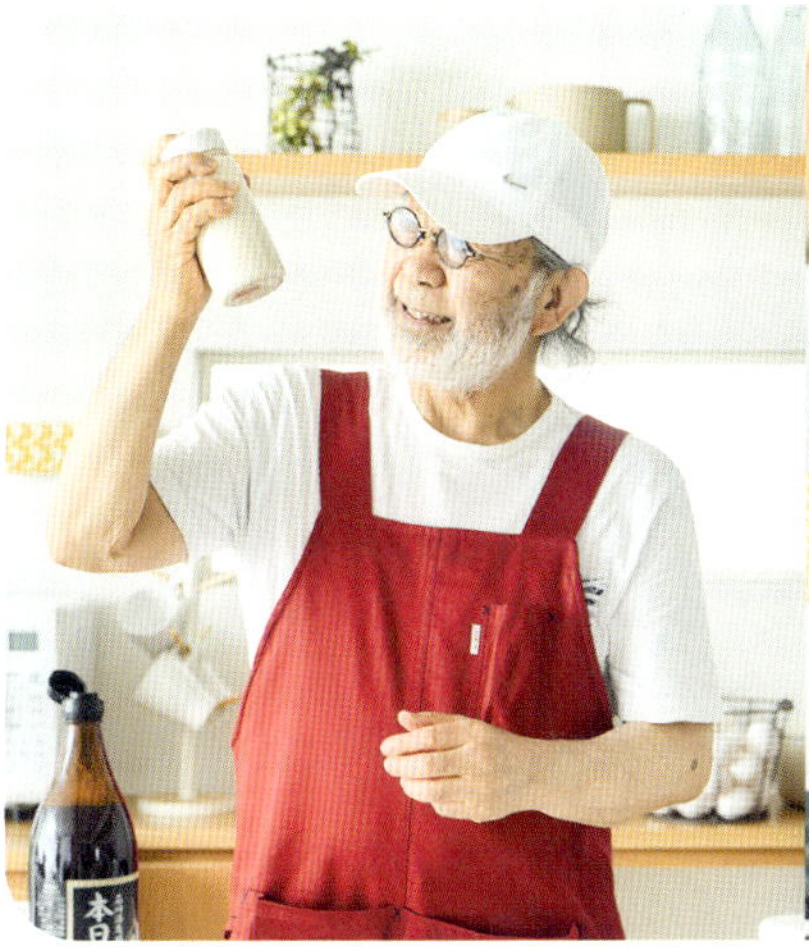

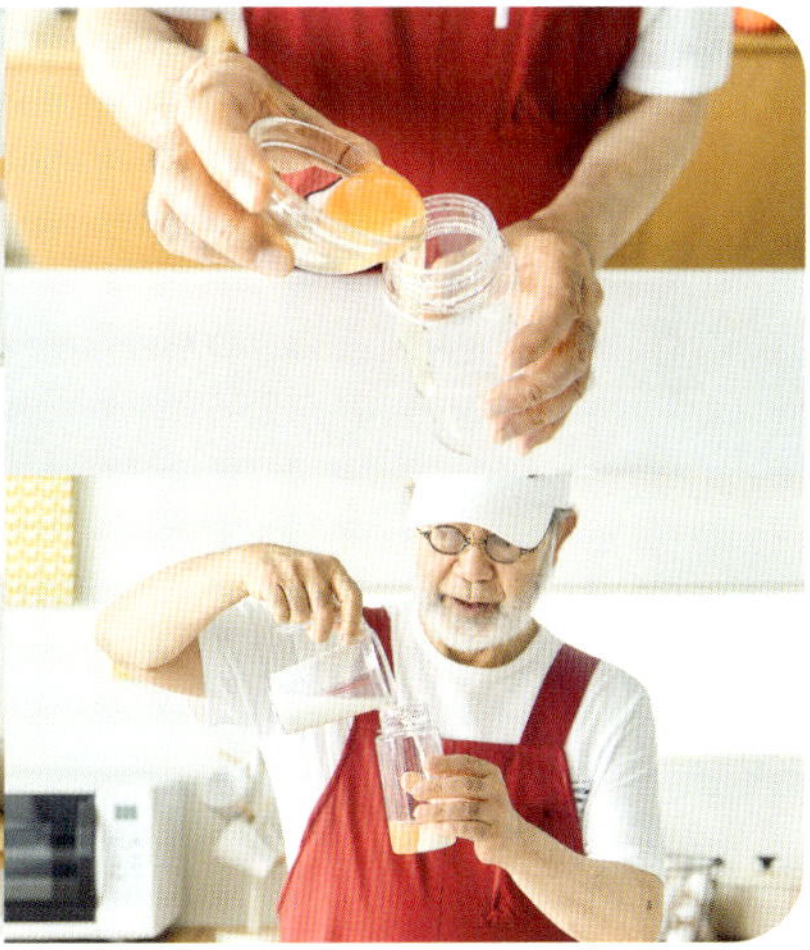

2 おやつたまご

小腹が空いたら、お菓子ではなくたまごでおやつ

日中つい手を伸ばしがちなお菓子や菓子パンのほとんどは糖質。「糖質過多、たんぱく質不足」を改善するために、**ぜひおやつの1回は、たまごへチェンジ！**

僕が不老学会という学会で台湾に行ったとき、あちこちで**「ウーロンたまご」**が売られていたのがとても印象的でした。

老若男女、小腹を満たすファストフードとして食べているようなので、きっと健康づくりによいと伝統的に考えられてきたソウルフードなのでしょう。現地では八角《はっかく》の香りが強い「ウーロンたまご」でしたが、僕はやや香りがマイルドになり、薬膳効果も期待できる五香粉《ウーシャンフェン》で作ることにしました。食べやすくする隠し味に、和のだしを使っています。

五香粉に含まれている八角や桂皮《けいひ》などのスパイスには、体を温め、血行を促し、消化を促進するといった効果があるとされます。スパイスが香ることで、塩分を抑えられるのもいいところです。

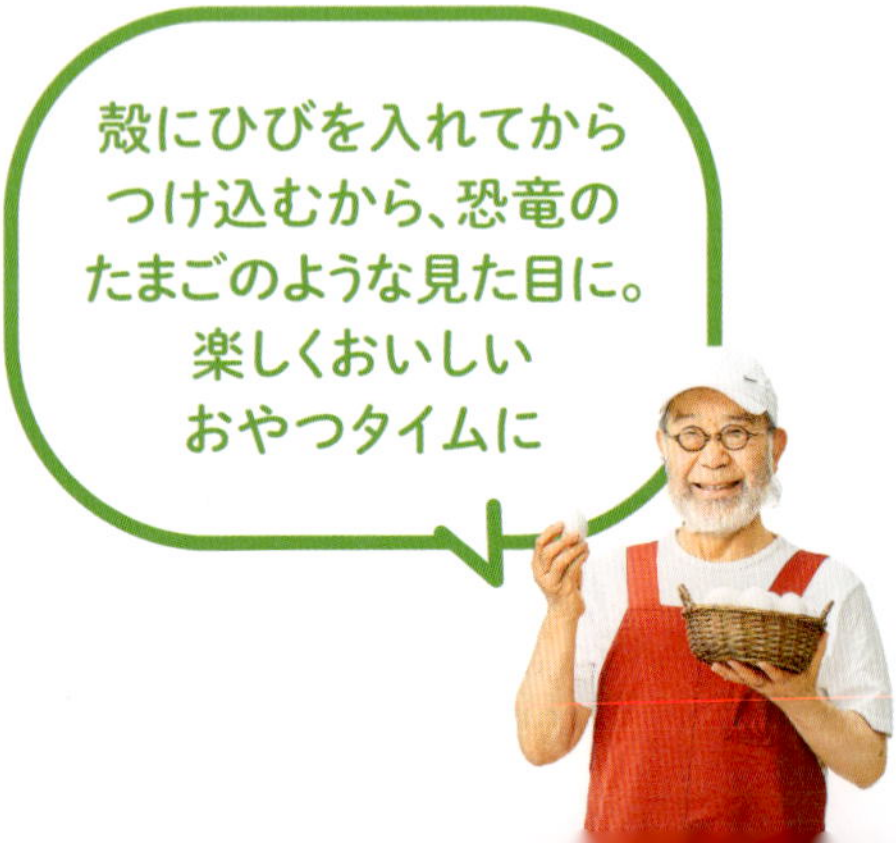
殻にひびを入れてから
つけ込むから、恐竜の
たまごのような見た目に。
楽しくおいしい
おやつタイムに

たまご…4個

煮汁

ウーロン茶のティーバッグ…2包

だし汁（和風）…大さじ2

水…1.5カップ

五香粉…小さじ1

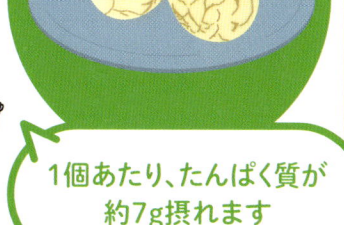

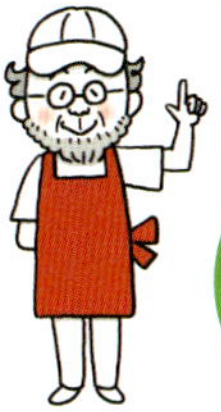

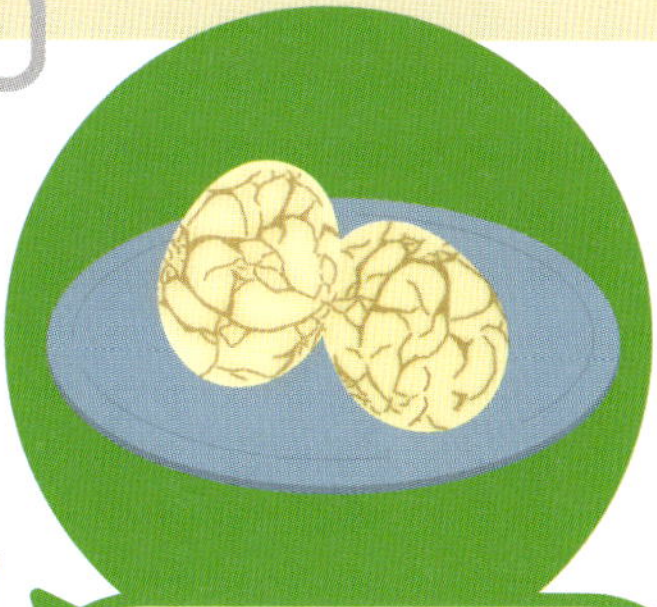

1個あたり、たんぱく質が約7g摂れます

1. ゆでたまごをつくり、冷水にとる。さめたらスプーンの背でゆでたまごを軽くたたき、殻全体にひびを入れる
2. 鍋に煮汁の材料を入れて中火でひと煮立ちさせ、1を加えて弱めの中火で約20分煮る
3. 五香粉を加えて混ぜ、火を止めてそのままさます（冷蔵室で8時間程度おくとさらにおいしい）(*)

*殻をむいて食べる際、お好みでさらに五香粉をふるのも◎

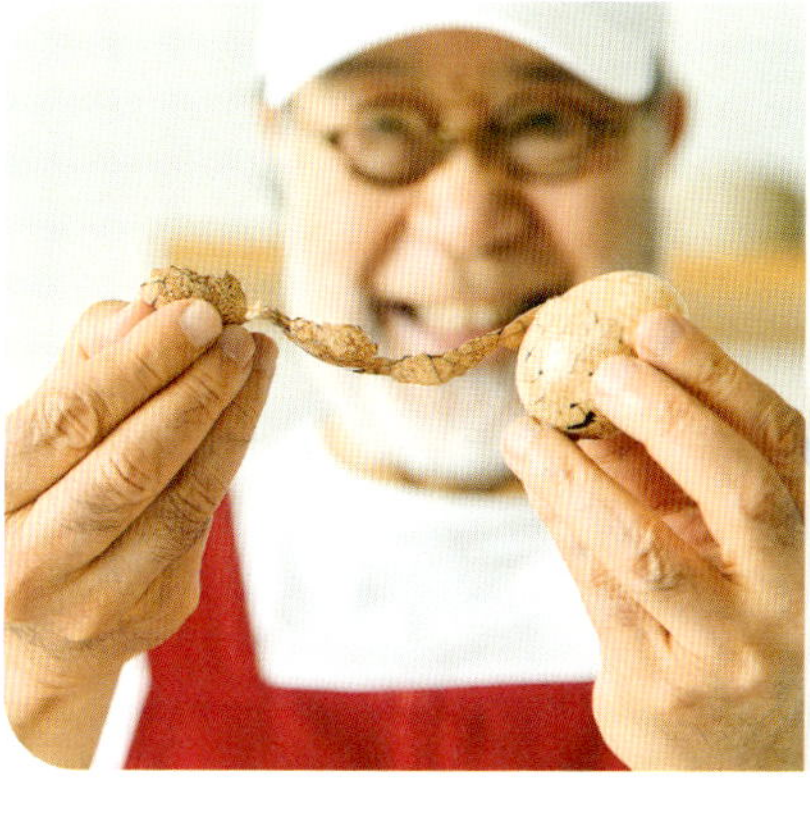

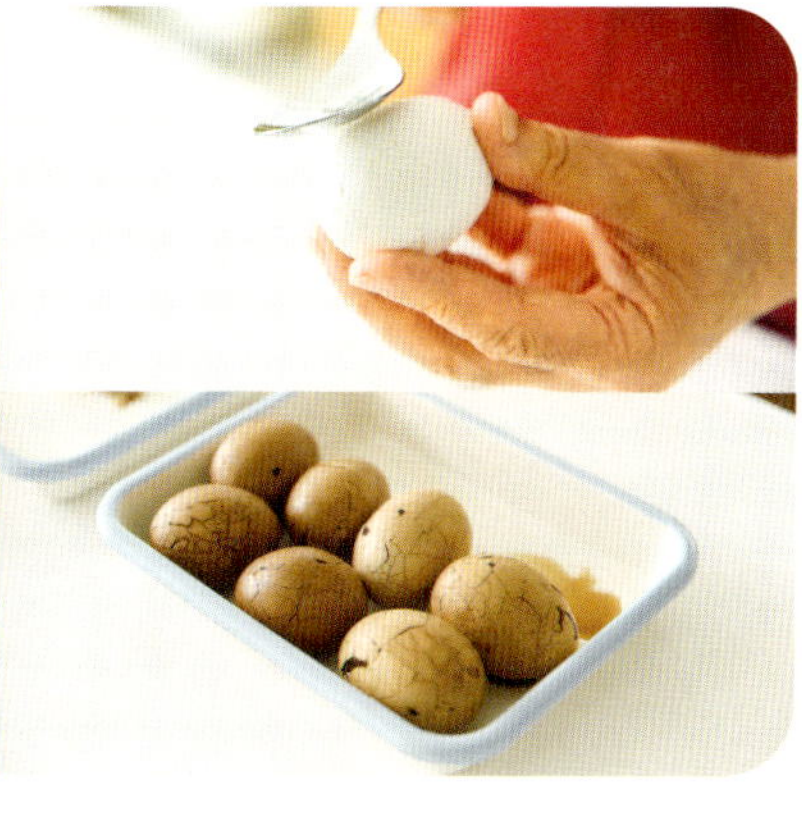

3 そば屋の超だし巻き

小鉢にあると安心できるシンプルな毎日のお供

僕が住む長野県は、言わずと知れた蕎麦の産地です。日本中で、団子や蕎麦がきとして食べられていた蕎麦を「蕎麦切り」として、棒状で食べるようになったのは信州が発祥だそうです。長野に住む人にとって蕎麦は何より欠かせない食事で、僕自身もよく足を運ぶお店はいくつもあります。

そんな蕎麦屋でも、**僕は筋活のために、お蕎麦の前に、まずは店主こだわりのだし巻きたまごをしっかりたっぷりいただくようにしていて、そのおいしさは言葉が出ないほど。蕎麦屋でも、糖質たっぷりの蕎麦だけでなくまずはたまごです。**

店主のつくる絶品のだし巻きたまごを、見よう見まねでつくったのがはじまりでしたが、結構うまくできるようになりました。その時々の微妙な味の違いもあり、そこもまた味わい深いものです。

基本的には白だしだけでつくることができますが、さまざま加減して、毎回ちょっとずつ試行錯誤します。シンプルだけど楽しい一品です。

うまくいくコツは、
きれいにつくろうとしないこと!

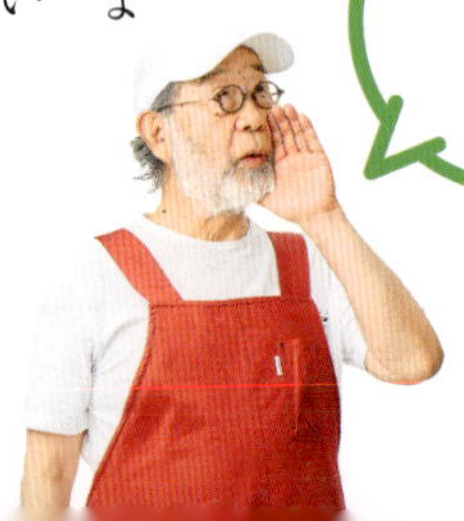

たまご…4個
白だし…小さじ2
みりん…小さじ2
水…大さじ1

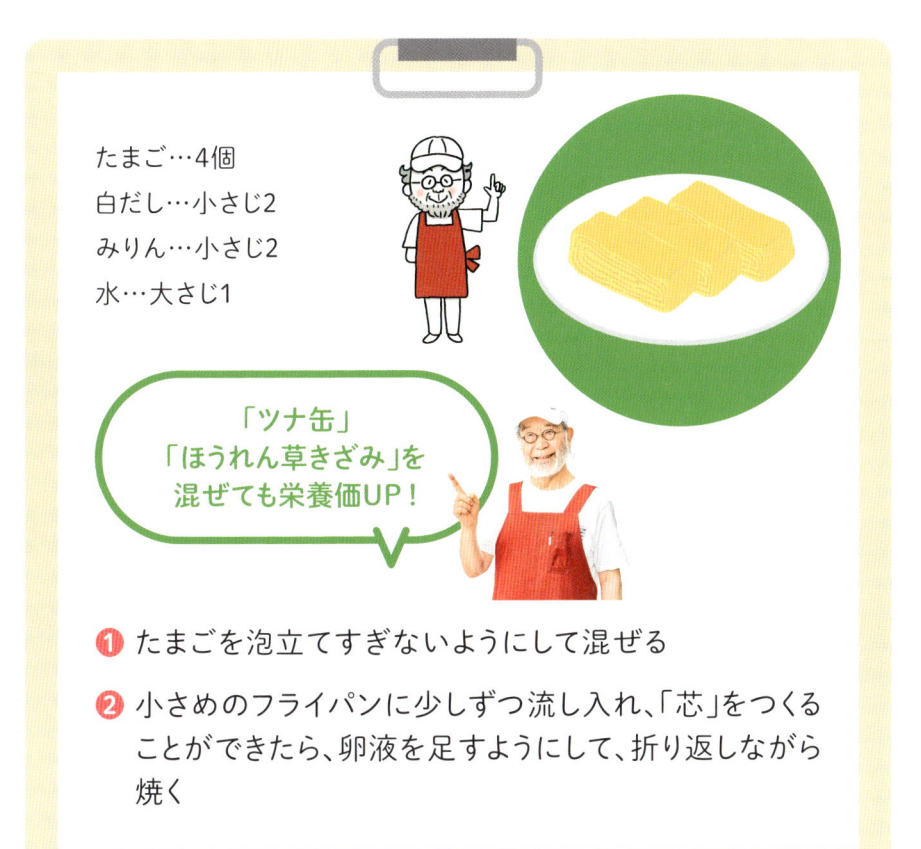

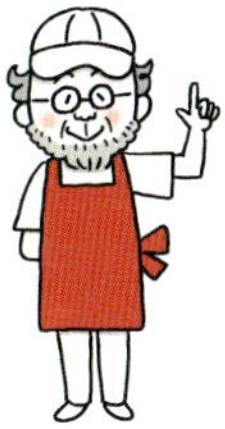

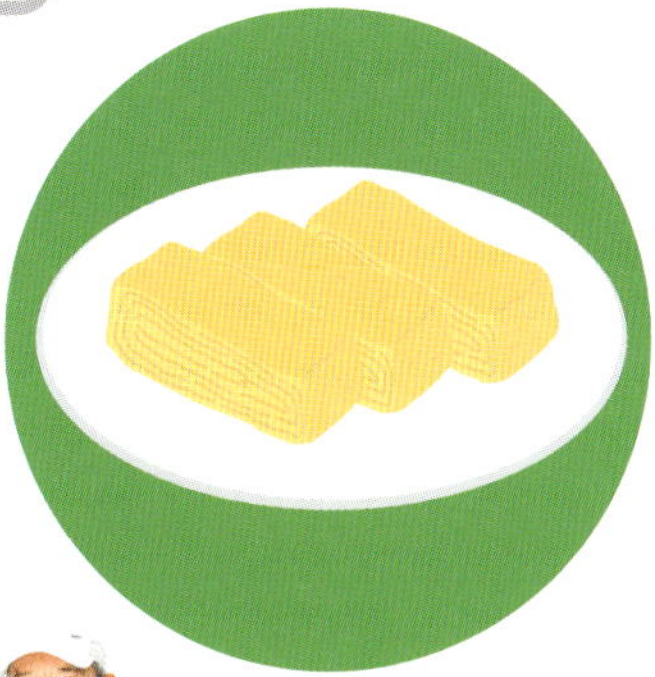

「ツナ缶」
「ほうれん草きざみ」を
混ぜても栄養価UP！

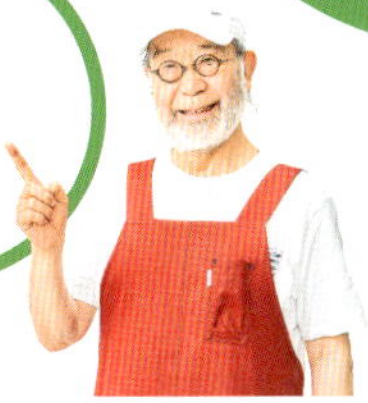

1. たまごを泡立てすぎないようにして混ぜる
2. 小さめのフライパンに少しずつ流し入れ、「芯」をつくることができたら、卵液を足すようにして、折り返しながら焼く

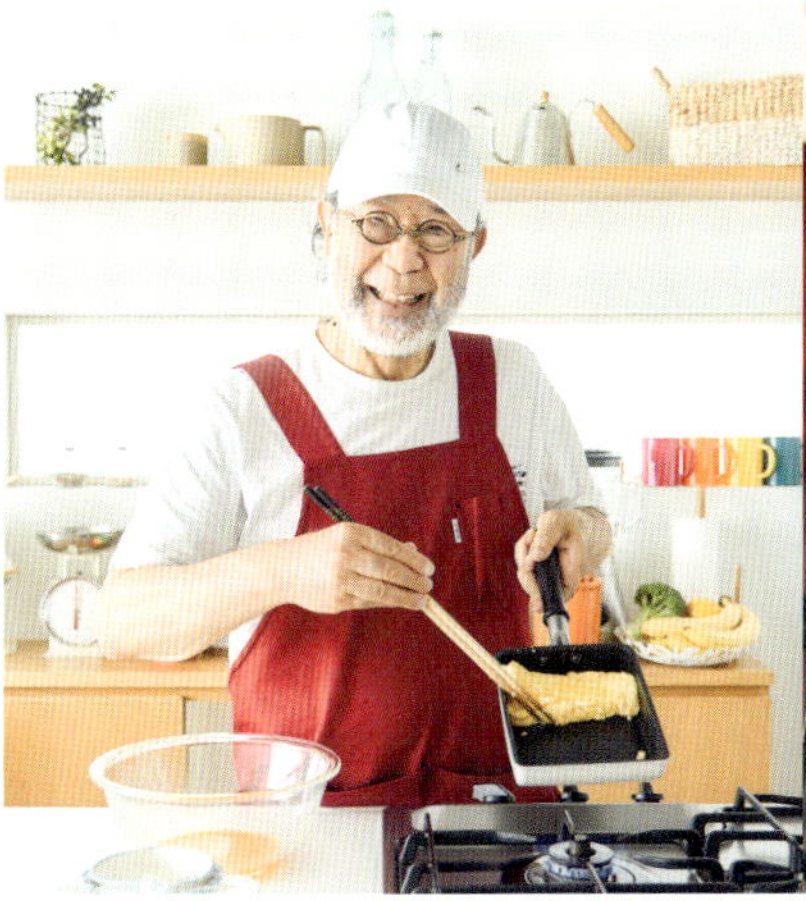

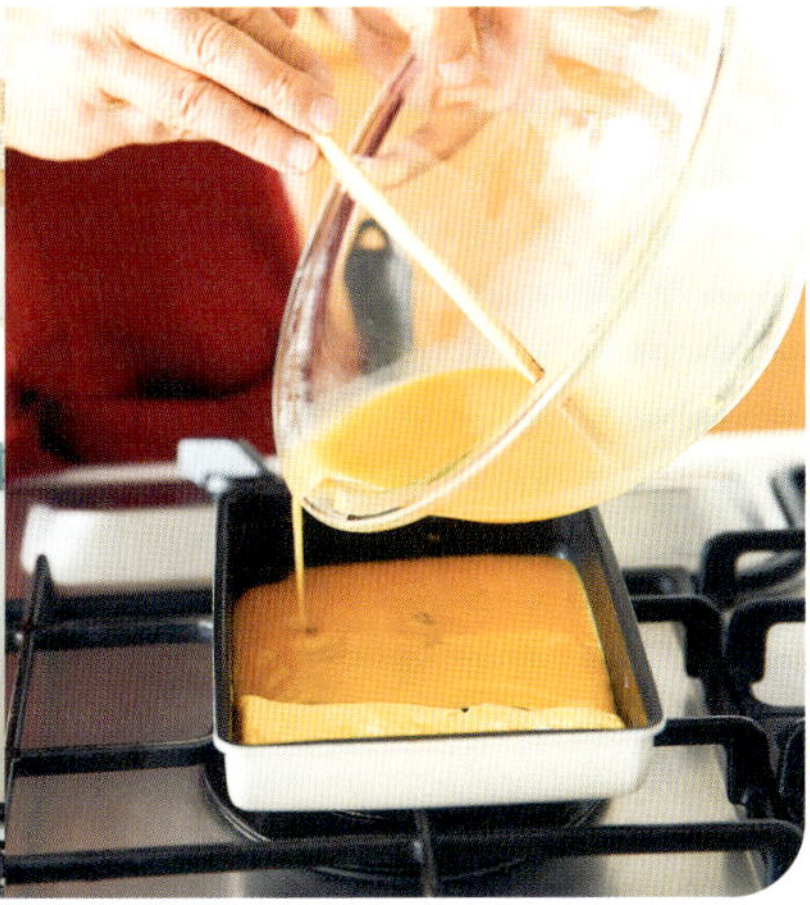

4 たまごイワシどんぶり

缶詰とパックご飯を使って上手に手抜き

先にもお伝えしたとおり、たんぱく質がたんぱく質としてはたらくには、ほかの栄養素も足りている状態でなくてはなりません。その意味で、**糖質不足にならないこと**も大切な視点です。

ここでご紹介する「たまごイワシどんぶり」と、その次にご紹介する「即席！ 天津麺」の2つは、いずれも**たまごと炭水化物を上手に組み合わせたレシピ**と言えます。

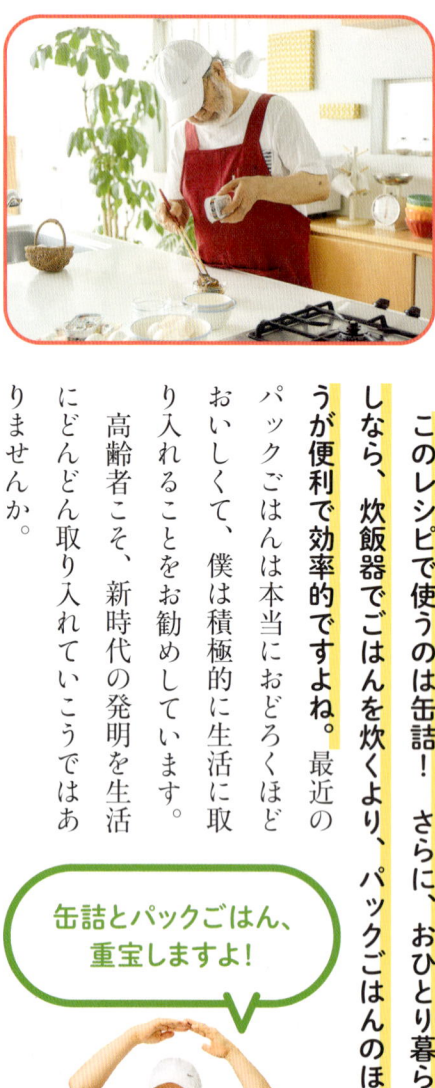

このレシピで使うのは缶詰！ さらに、おひとり暮らしなら、炊飯器でごはんを炊くより、パックごはんのほうが便利で効率的ですよね。最近のパックごはんは本当におどろくほどおいしくて、僕は積極的に生活に取り入れることをお勧めしています。

高齢者こそ、新時代の発明を生活にどんどん取り入れていこうではありませんか。

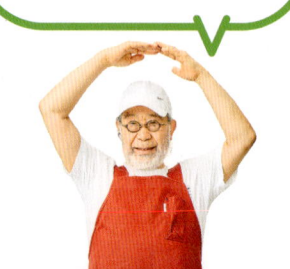

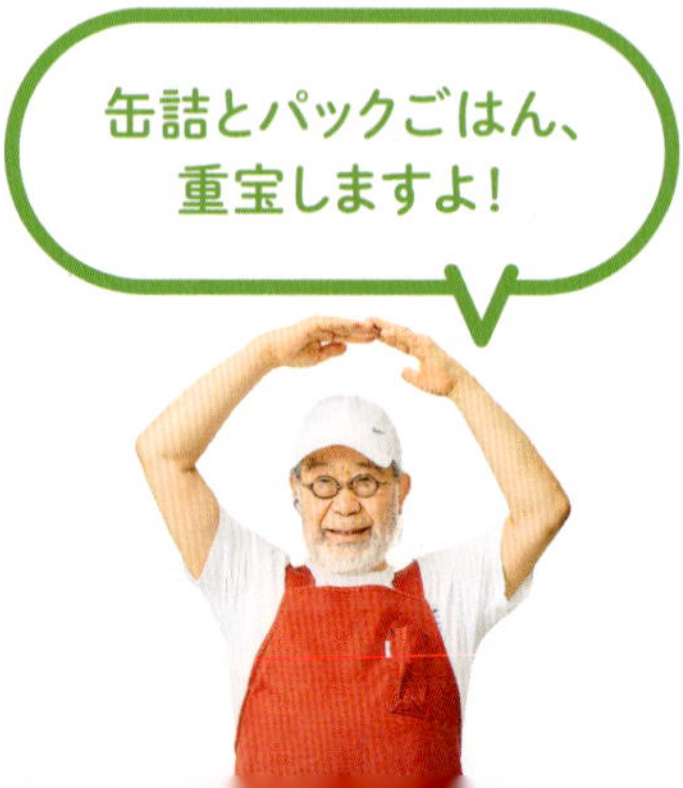

たまご…1個
イワシのかば焼き缶詰…1/2缶
ニラ…1/2束
パックご飯…1パック
油…小さじ1/2

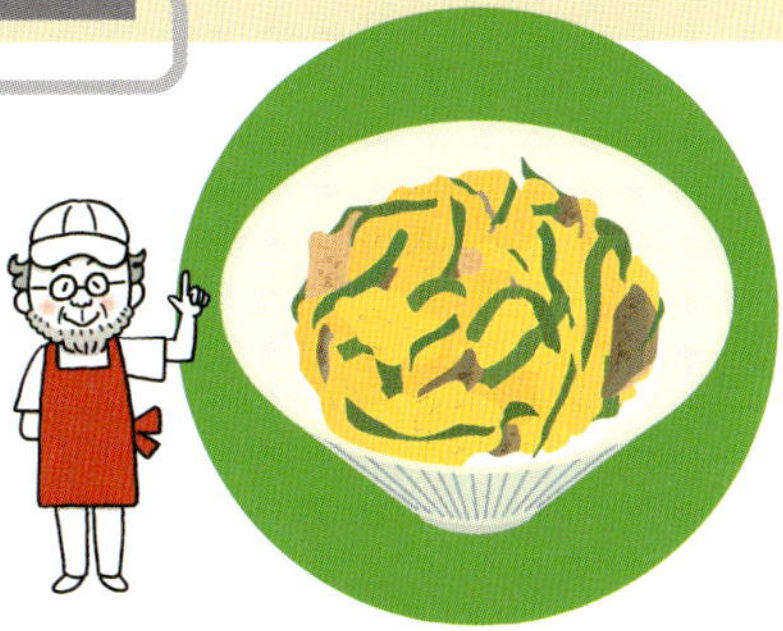

1. イワシの缶詰を箸で適当な大きさにほぐし、ニラは3㎝幅にキッチンバサミで切っておく
2. パックご飯はレンジで加熱しておく
3. フライパンに油を入れて、ニラがしんなりするまで中火で炒める
4. イワシの缶詰を汁ごと入れて軽く混ぜる
5. 溶いたたまごを流し入れて、箸でかき混ぜる。たまごが半熟状態に固まったら火を止める
6. 器によそったパックご飯の上に盛り付けて完成！

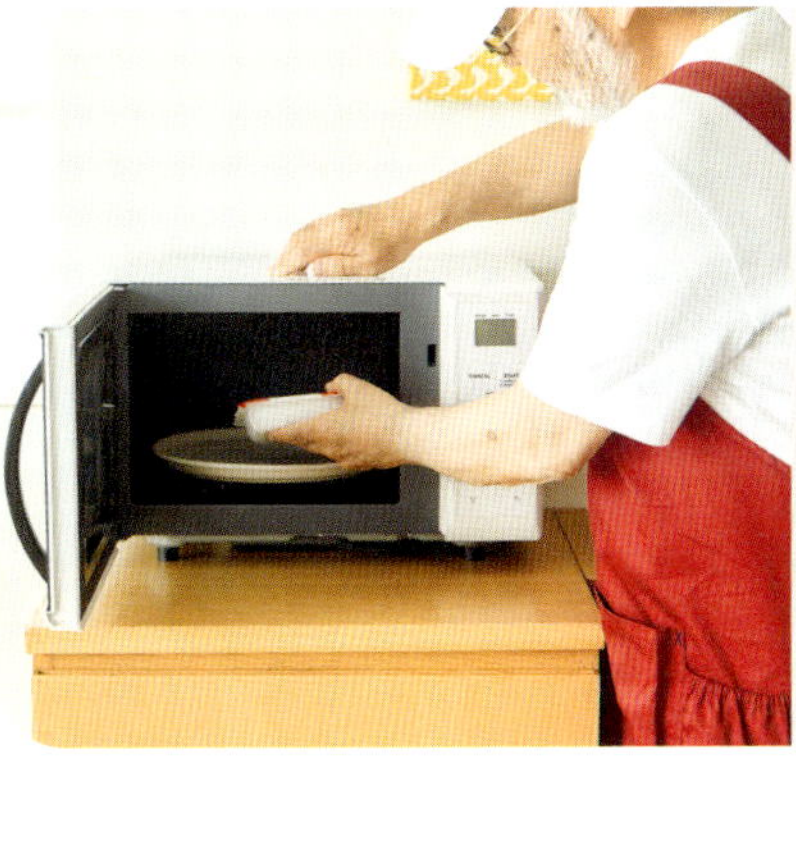

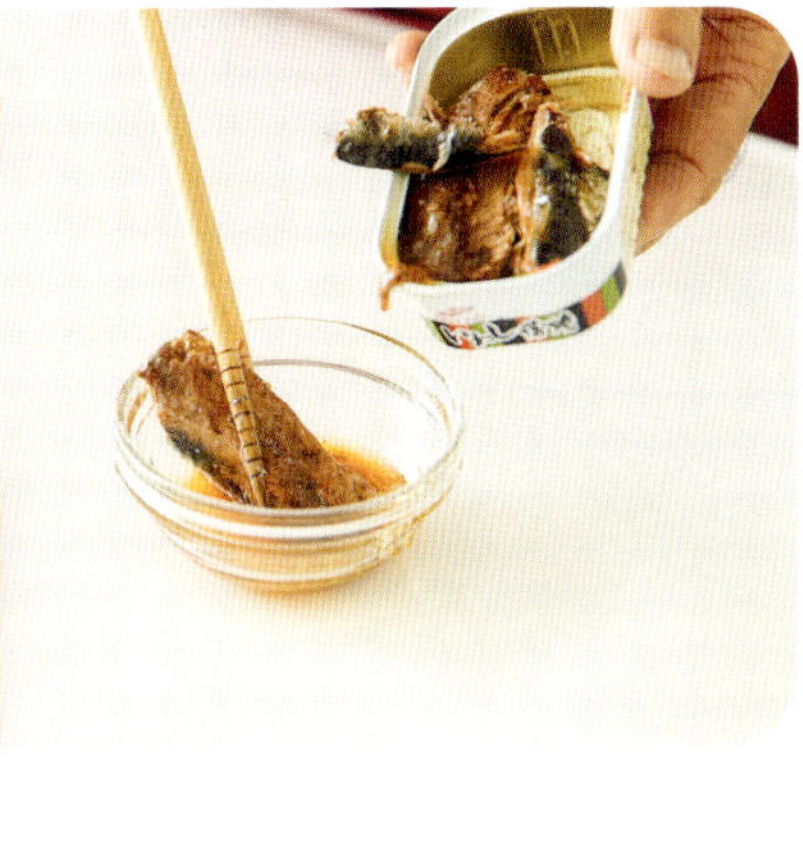

5 即席！天津麺

即席麺を使って簡単に！　体も温まる

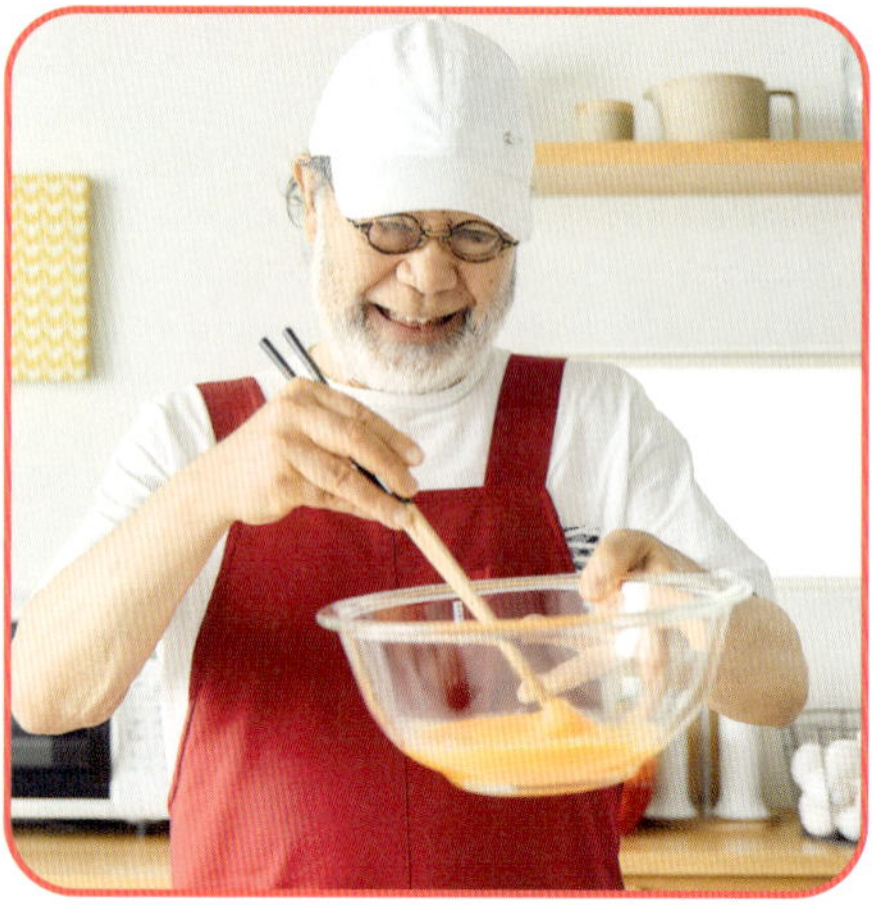

缶詰、パックご飯ときたら、次はやっぱり即席麺でしょう。通称「袋麺」と言われるこの袋入りの即席麺も本当に種類豊富で、さまざまな麺の硬さ、スープのバリエーションで飽きませんね。

たまごとの相性抜群のラーメン。いつものラーメンにポンと生たまごを落とすだけでもいいですが、ちょっとアレンジした、「とろみのついた」天津風ラーメンもおいしいものです。寒いときには体が温まりますね。

スープの濃さは、粉末（液体）スープの量で自分なりに加減ができます。具材も栄養価をひと工夫。たまごだけじゃなく、複数のたんぱく質食材を毎食摂ります。

少なめに
つくりたいときは
麺を半分だけ使って

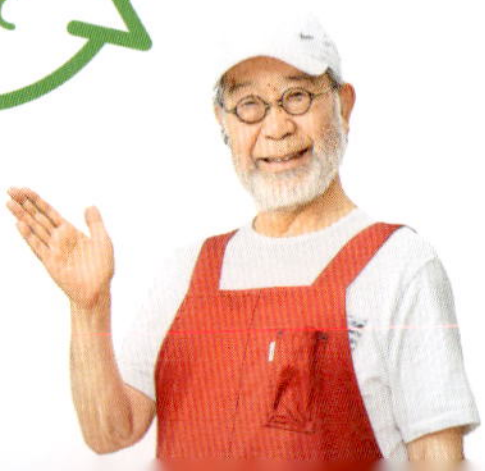

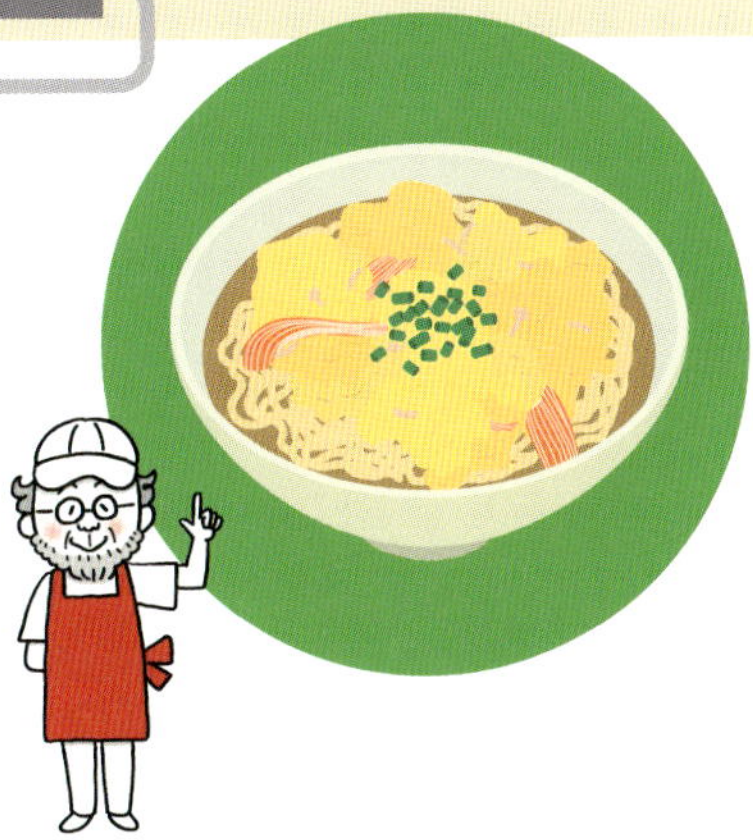

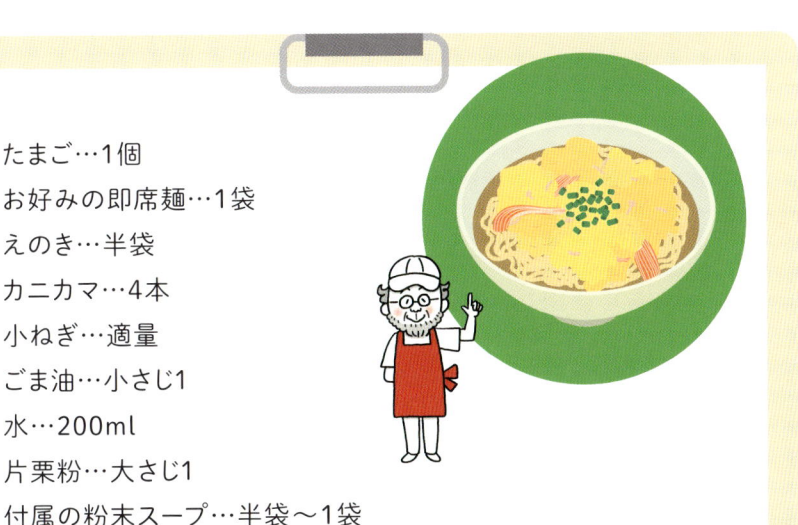

たまご…1個
お好みの即席麺…1袋
えのき…半袋
カニカマ…4本
小ねぎ…適量
ごま油…小さじ1
水…200ml
片栗粉…大さじ1
付属の粉末スープ…半袋～1袋

1. 即席麺を湯がき、お湯を切ってお皿に盛り付ける。使った鍋は軽く水ですすいでおく
2. 水と片栗粉、付属の粉末スープを混ぜ、カニカマは手で割いておく。小葱はキッチンバサミで切っておく
3. えのきはキッチンバサミで1cm幅に切り、そのまま1で使った鍋に入れ、ごま油を加えて炒める。溶きたまご、カニカマを加えて、軽く混ぜ、半熟に固まったら火を止めて麺の上にのせる
4. 鍋に2を入れてとろみがついたら麺にかけ完成

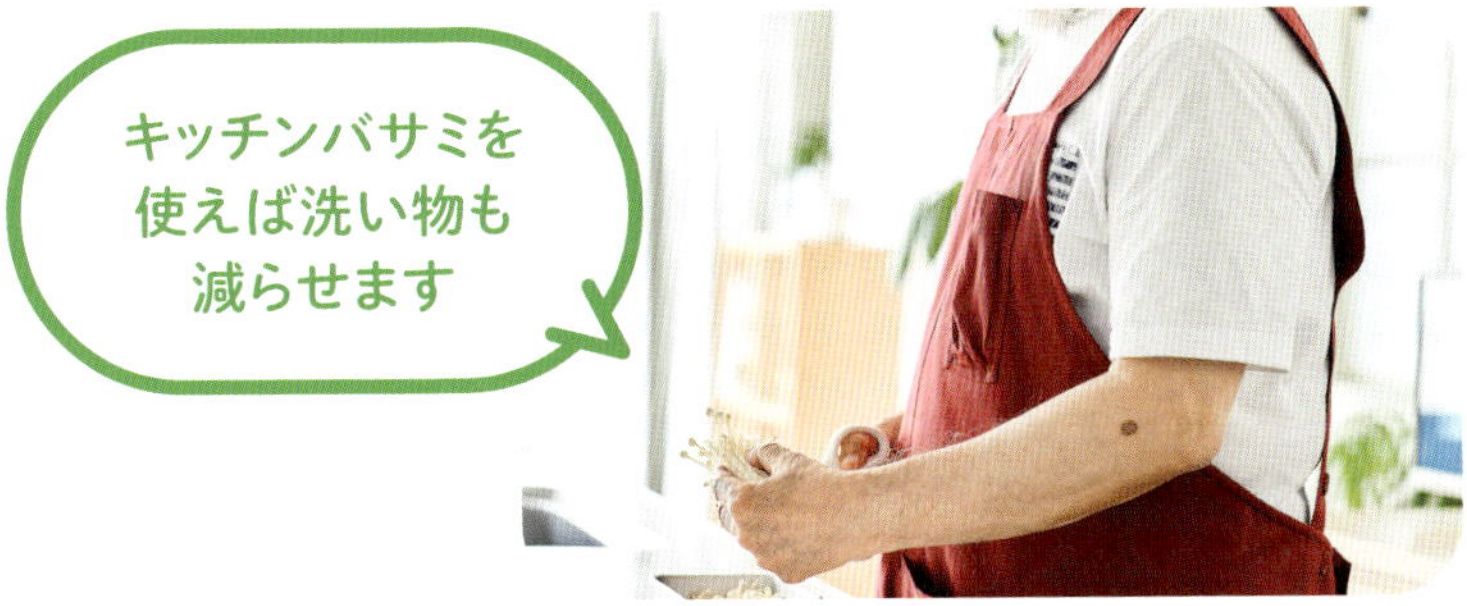
キッチンバサミを
使えば洗い物も
減らせます

6 世話なし★たまサラ

手軽に作り置きして、いつもの食事にプラス1小皿

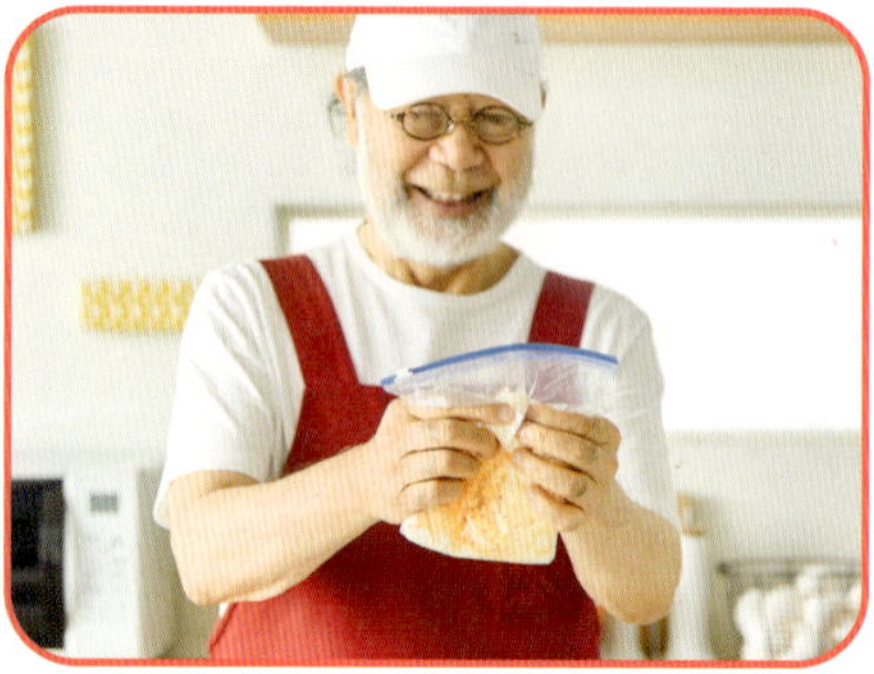

朝や昼の食事で糖質過多になってしまう原因の1つは、みなさん忙しく、おかず1品を作るのがやや面倒だからではないでしょうか。

そこで、主食がごはん、パン、パスタでも添えやすい副菜を作り置きしておき、小皿にとって食べませんか。ジッパーバッグにゆでたまごを入れてつぶし、他の具材を加えて揉むだけ。手も汚れません。

お勧めはカニカマとブロッコリーです。

カニカマの赤い部分は着色料ではなく、パプリカなど野菜の色素成分が使われていて、原料は魚のすり身なので、たんぱく質のかたまりです。ブロッコリーは野菜のなかでたんぱく質が多く、食感もアップします。サケなど魚の水煮缶も、抗酸化作用の高い色素や魚油が摂れていいですね。

具材を変えれば飽きないですし、冷蔵庫の整理にもなりますよ

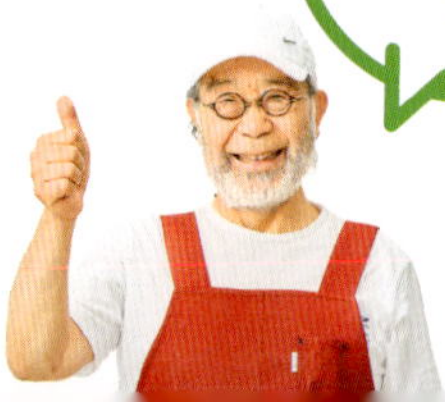

たまご…4個
【たんぱく質の具材】
ツナ缶、サケ缶、ハム、カリカリベーコン、カニカマ、ちくわ、魚肉ソーセージ、ボイルウインナーなど
【野菜の具材】
冷蔵庫に残っている野菜、冷凍野菜、コーン、ミックスベジタブルなど
【調味料】
マヨネーズ、塩・こしょう、お好みの調味料…適宜

1. ゆでたまごの殻をむいてジッパーバッグに入れ、マヨネーズをかけて、適当な大きさにつぶすように揉む
2. 冷蔵庫に残っている野菜（適当な大きさにカット）や冷凍野菜は電子レンジにかけ、軽く熱を通してさます
3. 2と適当な大きさにカットしたたんぱく質の具材2品のほか、お好みの調味料を入れ、揉むようにして和える。すぐに食べない分はジッパーバッグのまま冷蔵庫で保存。2、3日以内に食べきる

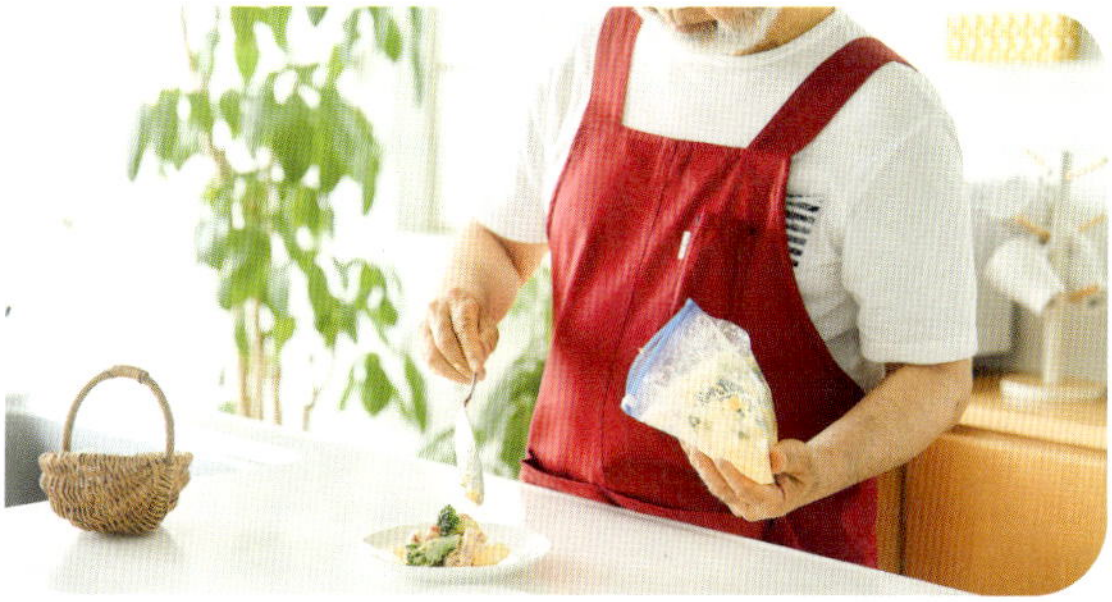

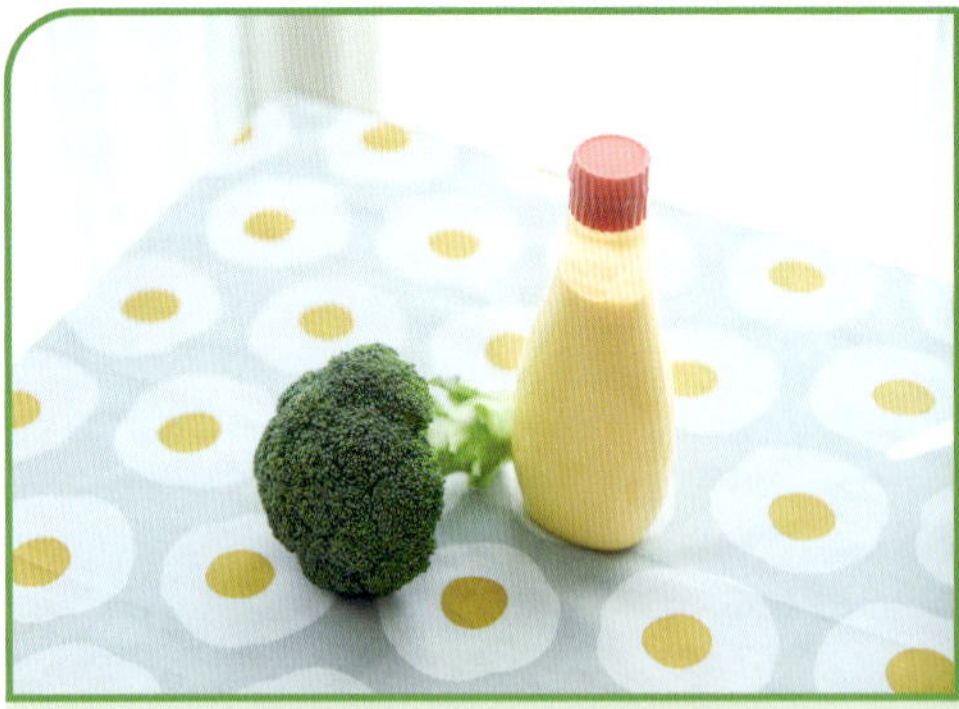

たまごが たんぱく質の 王様なら、 ブロッコリーは クイーン！

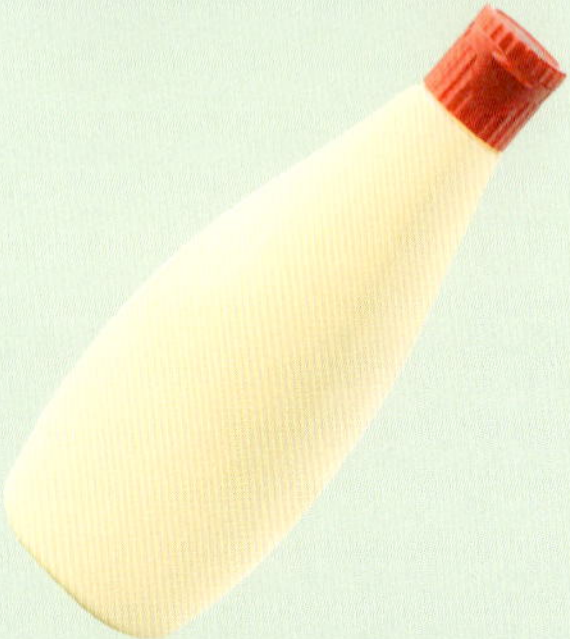

たまごと油でつくられるマヨネーズは、たんぱく質豊富な優秀調味料

ブロッコリーは野菜のなかでたんぱく質が非常に豊富

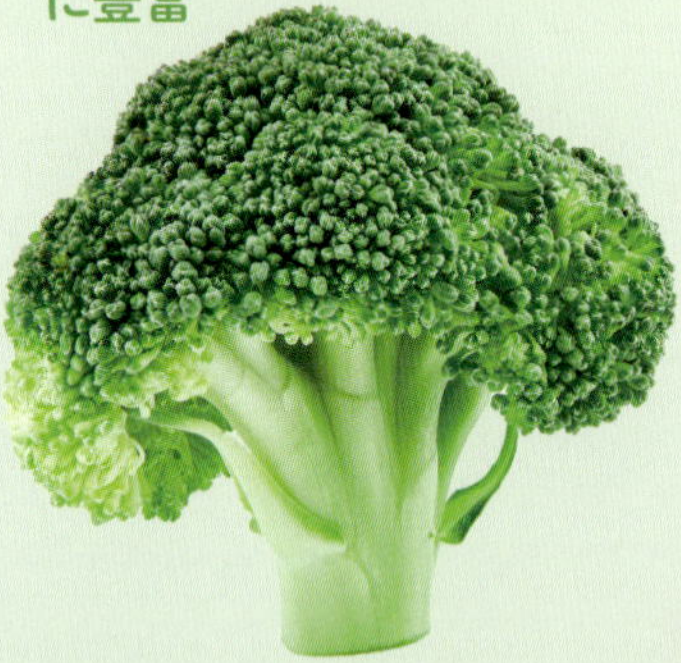

米沢栄養大学教授、管理栄養士の北林蒔子先生の研究で、たまごや野菜の摂取量とうつ病の関係を調査したところ、**「たまごの摂取量が少ない男性」「野菜およびたまごの摂取量が少ない女性」**に抑うつ（自己評価）がある人が多く、関連がある可能性が示唆されているそうです

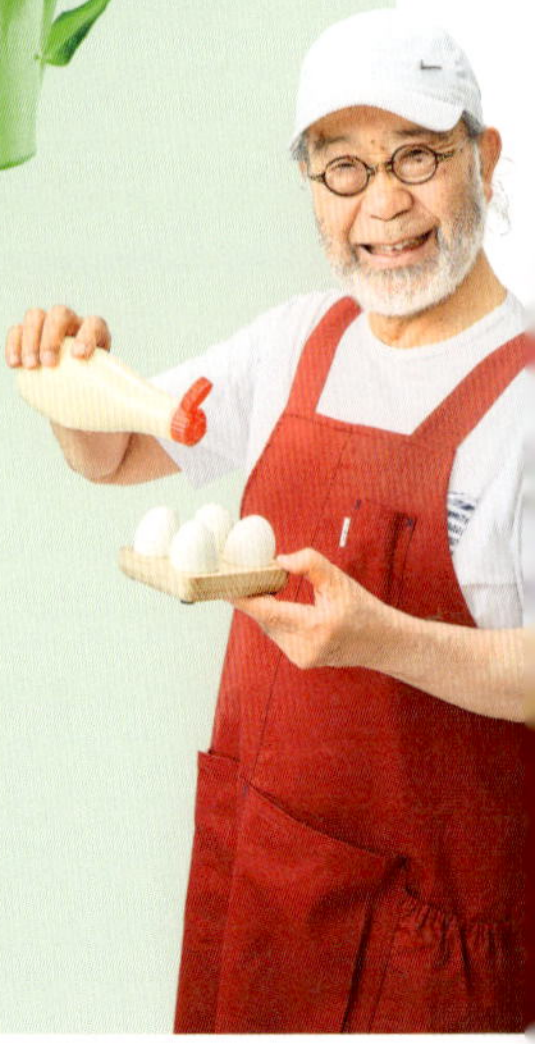

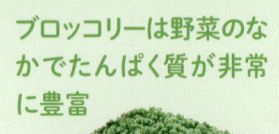

長生きする人はどう食べている？

中年までは太りすぎない、高齢期はやせない！

長生きする人たちを多く見てきて、長生きするための条件の1つに**「中年までは太りすぎない、高齢期はやせない」**ということがあると思います。

中年までの太りすぎは、エネルギーの摂りすぎと、活動による消費エネルギーの低下、筋肉の減少と代謝の低下といった栄養のミスマッチの現れです。そのまま年齢を重ねる過程で、何らかの生活習慣病を発症するリスクがとても高い状態です。

そしてそのまま高齢になると**「サルコペニア肥満」**につながることが多く、すると持病のコントロールの難易度も上がります。

サルコペニアとは、加齢などの原因で筋肉（サルコ）が減少（ペニア）する症状を指しますが、サルコペニア肥満とは、筋力が低下した状態で、脂肪が増えてしまうこと。見た目にはさほど太って見えない人もサルコペニア肥満に該当することが特徴で、運動不足などが原因で進行しやすいと言われます。

糖質や脂質を控え、たんぱく質を十分に摂る、バランスのいい食生活に切り替えていきましょう。

なおかつ運動も、次章でご紹介する「ちょっとした運動」から始めて、続けましょう。また、いつもはエスカレーターを使うところを、階段で上る。1つ先のバス停まで歩く。アウトドアの趣味をもつ。何でも思いつく「体を動かすこと」を実践するよう、ぜひ心がけてみてください。

やせている人はどうして危険？

一方、太らないまま高齢になったら、やせないことが何より大事です。以前より食べられなくなってきたら、次項から紹介するような工夫をして、食べる量をしっかり確保して体重を保ちましょう。目安としてＢＭＩ21・5～26の範囲を保っていましょう。少しオーバーしてもいいのです。

低栄養になってしまうと、病気になりやすく、治りにくくなります。

慢性的な低栄養があると、病気のときに急性の低栄養が上乗せになり、低栄養のダブルパンチのために急激にサルコペニアが進むからです。すると治療の侵襲（体への負担）が大きい治療法は選びづらくなり、十分な治療ができないこともある。病気の治療にともなって起こる合併症も生じやすいです。

厚生労働省もついに、やせより小太りくらいのほうがいい。メタボたたきが行き過ぎたと反省しています。高齢者が若い人と同じようにメタボ対策をやっているとフレイルやサルコペニアになってしまう。

それでBMIの正常値は18・5〜24・9ですが、65歳以上は21・5〜24・9を目標にすると変更しました。

これはとてもいいことです。**僕が20年前から言ってきたように「ちょい太でも大丈夫」とはまさにこのこと。併せて日本人の食事摂取基準も変わっています。体重維持においてもたまごは大きな武器です。**忘れないようにしてください。

BMI計算式と判断の目安

BMIの求めかた

体重(kg) ÷ 身長(m) ÷ 身長(m) = BMI(kg/m^2)

身長が160cm、体重が60kgの人なら

60(kg) ÷ 1.6(m) ÷ 1.6(m) = BMI(23.4kg/m^2)

身長が150cm、体重が48kgの人なら

48(kg) ÷ 1.5(m) ÷ 1.5(m) = BMI(21.3kg/m^2)

BMIの基準は以下とされていますが…

年齢	痩せ	標準	肥満	高度肥満
18〜49歳	18.5未満	18.5〜24.9	25以上	30以上
50〜64歳	20未満	20.0〜24.9	〃	〃
65歳以上	21.5未満	21.5〜24.9	〃	〃

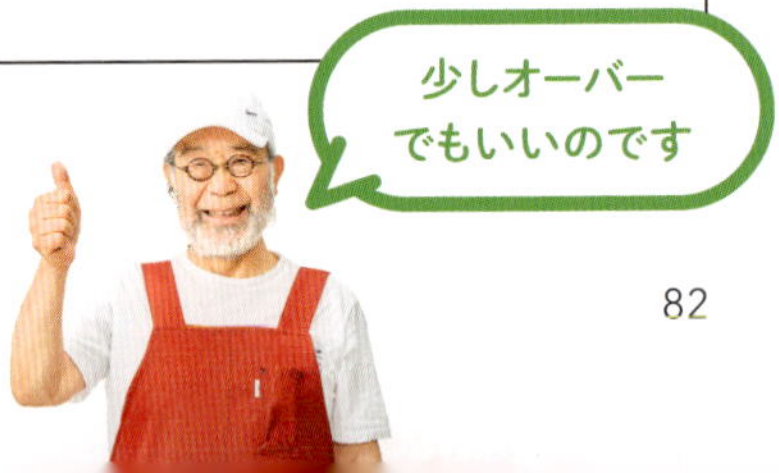

「食事が減ってきた」ときにおいしく食べるには？

何らかの理由で、食欲が低下し、食べる量が減ってきたら、とにかく好物で、おいしいものを食べに出かけましょう。ひとりで行くのが面倒なら、誰かを誘って会食を。僕は、食事は何を食べるか、誰と食べるか、どんな気分で食べるかを大事にしたいと思っています。

好きな味を、気の合う人と、楽しく食べるのが何よりおいしい。思い出のあるレストランの料理は味わい深いですよね。お孫さんに肉をご馳走すれば喜ばれ、自分の箸も進むでしょう。しばらく外食が増え、贅沢をしたっていいじゃありませんか。

栄養は大事ですが、とにかく口にして、お腹に収めなければどんな食べ物も栄養にならないのですから、少しでも食が進むよう、食事を楽しんでください。

まず、歯や口のなかのトラブルがあったら、先送りしないで

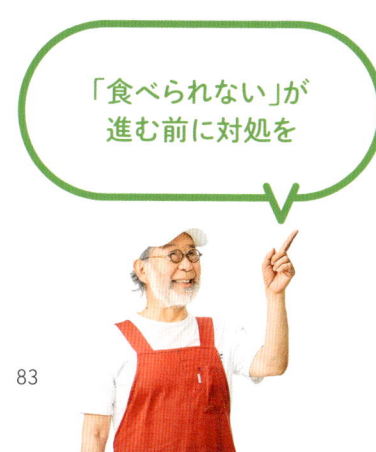

「食べられない」が
進む前に対処を

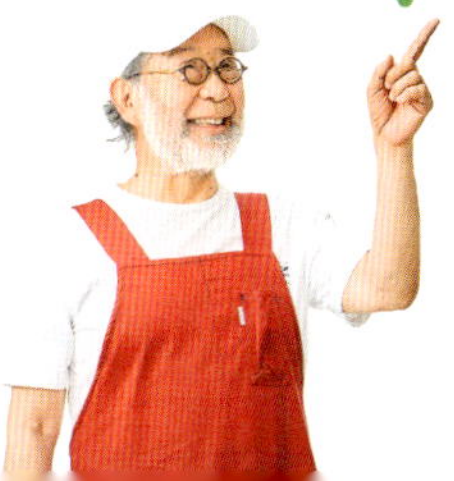

歯医者さんに行きましょう。入れ歯が合わなくなってきたとか、食事中や食後にむせて食べづらい場合なども、歯科や「摂食・嚥下（食べ、飲み込む）機能」を診てくれる医療にかかり、治療やリハビリを受け、悪化させないようにしてください。

そして、腹部膨満感や便秘など、食欲を低下させる体調不良も、様子見をしていないで、医療機関にかかりましょう。何か持病があって治療中なら、主治医に相談するのも◎です。

また、目の病気でよく見えず、食が進まなくなる人もいます。食べると「疲れる」と言って、食事量が減っていく場合も。このようなときも、適切な医療を受けて、症状を改善して「食べる」を守りましょう。

食欲がなくなって、1回の食事でしっかり食べられなくなってきたら回数を増やすことです。ボディビルやボディメイクをしている人に運動後、たまごシェイクやおやつたまごを勧めていますが、**食欲がなくなって、フレイルになりかけている人にこそ、10時と3時のおやつにたまご1個食べていただきたい。**

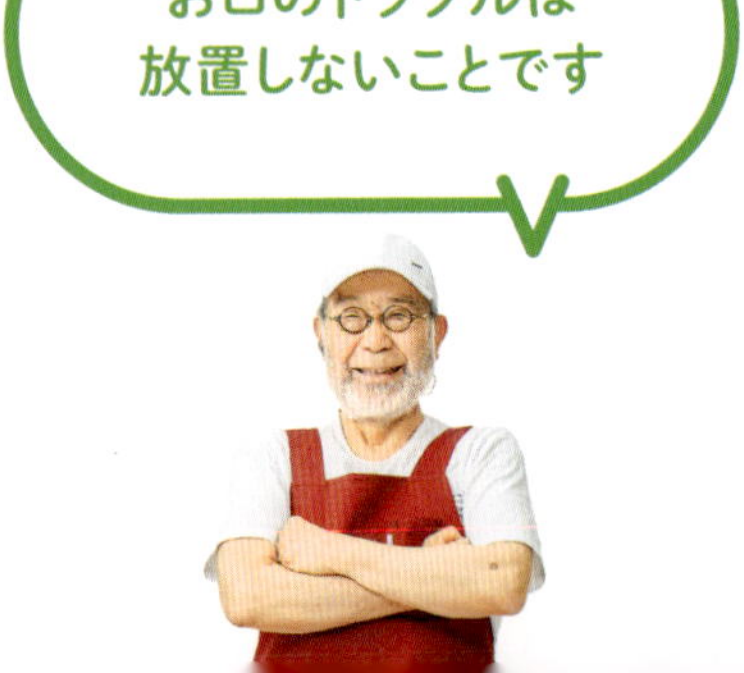

たまごを食べるとたんぱく質のほか、各種ビタミンやミネラルなどが摂れるうえ、「食べる力」がつきます。食べることによって、足りない栄養を補給するだけでなく「食べる力」がついてくることを、どうぞ忘れないでください。

さらに、家族の介護や看護をしているとき、身近な人が亡くなったとき、転居などで生活環境が変わったとき、経済的な不安があるときなども、食欲に大きく影響することがあります。

自分で工夫しても状態を改善できない場合は、周囲の誰かを頼りにして、サポートを得てください。家族以外にも、ご近所や地域社会のコミュニティ、行政のなかに、必ず快く支援をしてくれる人がいます。

誰かに「困っている」と伝えて、しかるべき人につないでもらえるようにお願いしてみましょう。

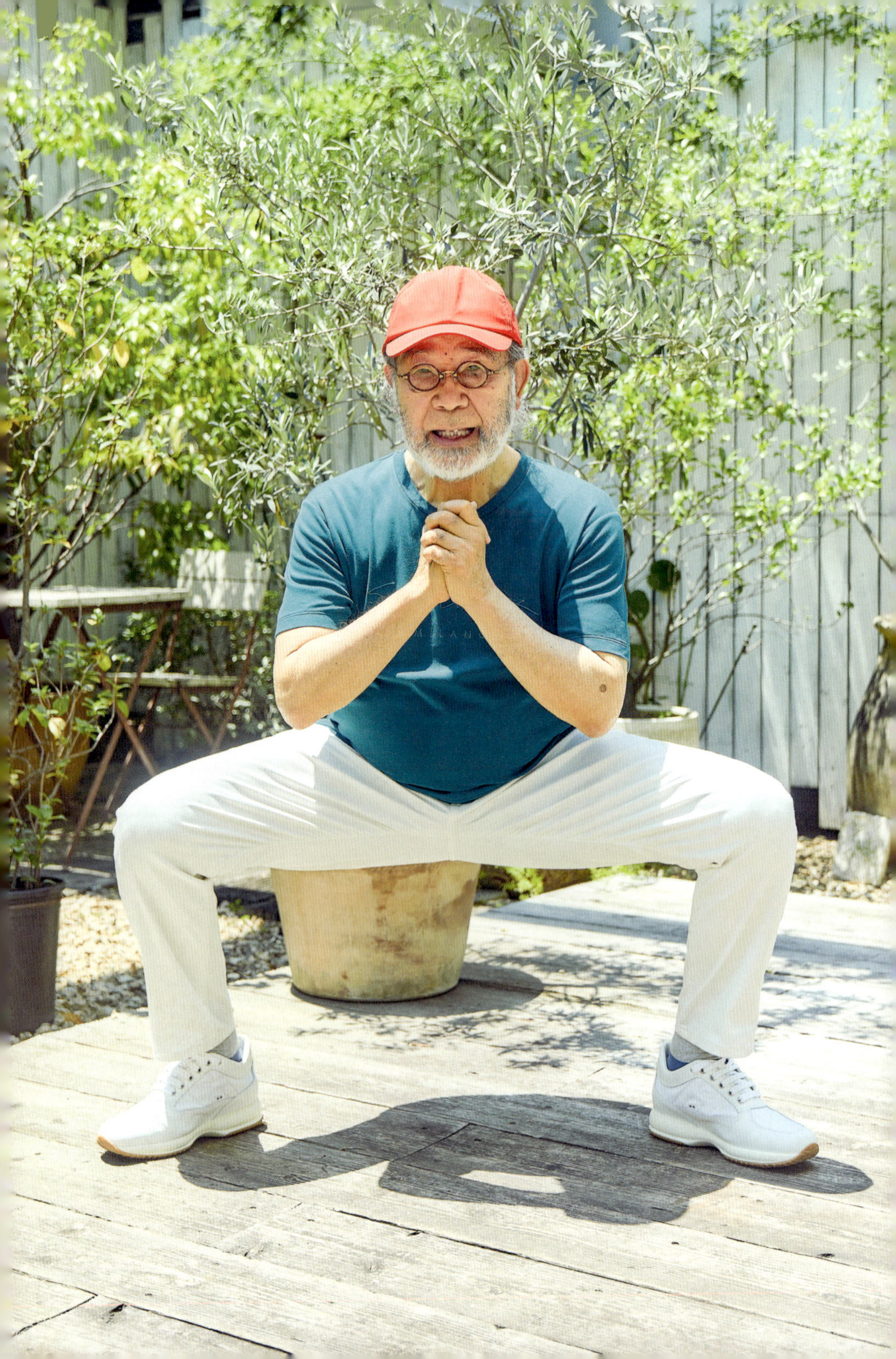

第3章

「長生きたまご」的プチ運動

タンパク質をしっかり摂る“たん活”と“筋活”は
健康長寿の両輪です。
運動未満のプチ運動でも続ければ効果大!
できることから、小さな1歩を
始めましょう

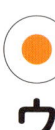

ウォーキングより断然「筋トレ」

コツをつかんでラクラク貯筋しよう

筋肉は、何もケアしないでいると20歳前後をピークに年齢とともに減少していきます。貯筋はとても大切で、一般的に糖尿病の患者さんは、ウォーキングを勧められることもありますが、**僕は断然、筋トレをお勧めしています**。なかでも、ランジ（片足ずつ踏み込む、下半身を鍛える筋トレです）やスクワットです。

僕は、自分でスクワットなどでの貯筋が楽しくなっていくうちに、体力のない人や運動が苦手な人も取り組みやすいような、負荷レベルの異なるスクワットをいくつか考案し、これまで出版した本で紹介してきました。

筋肉とは〝無形浮遊資産〟。自分の財産そのものですから、何歳からでも、自分らしく鍛えるのが◎。運動に慣れてきたらぜひ、負荷レベルを上げたり、トレーニングメニューを増やしたり、レベルアップしたりと、資産を楽しく増やしていきましょう。

運動すれば〝前向き〟になれ、睡眠にも好影響

運動は、筋肉という資産が増えるだけではありません。**運動によって精神状態や睡眠にも好影響があります。**高齢期にはささいな出来事から抑うつ気分が強くなる人も少なくないですが、運動習慣があると気分転換しやすく、悪化を防ぐ助けになります。

また、筋肉が増えていくと**テストステロン**というホルモンの分泌が活性します。このホルモンは別名**「チャレンジングホルモン」**と呼ばれ、十分に分泌されていると、人生に前向きな意思を保ちやすいのです。

さらに運動習慣があると睡眠の質は良くなります。先にも述べたとおり、**良質な睡眠を得るには、日中、ある程度は体を動かし、適度に疲れていることも必要なのです。**

運動といっても、難しいことは不要で、いつでもすぐにできるかんたんなものを継続すること！　これまで何もしていなかった人は、最初にご紹介する「3分幅広歩行」から実践してみてください。

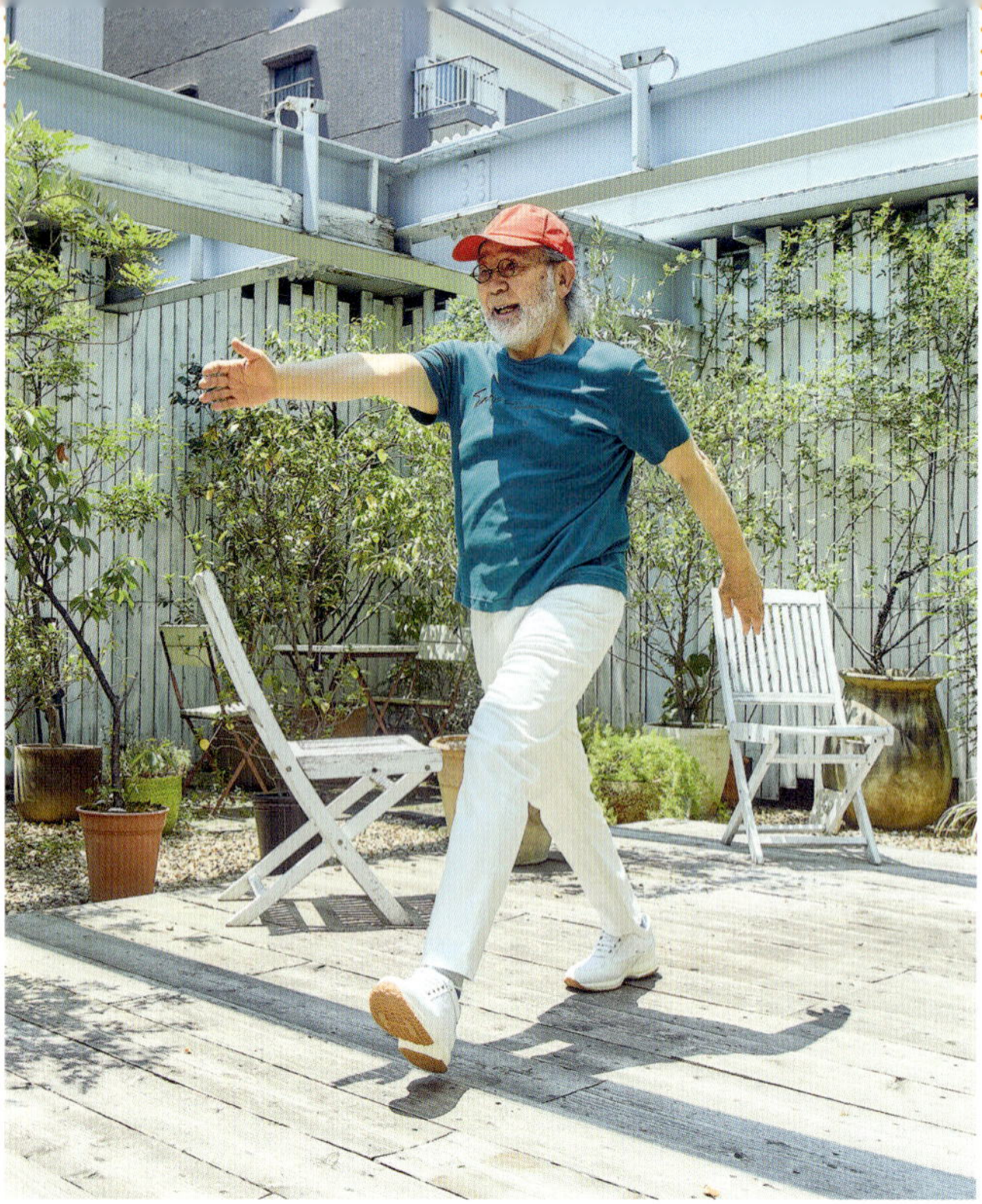

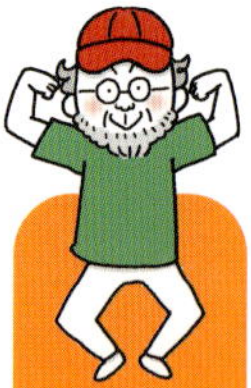

ちょっとした運動❶

／歩幅は認知機能と関連!?＼

3分幅広歩行

じつは「歩幅」に年齢が表れます。**歩幅が狭くなっている人と、そうでない人の認知症リスクを比べた研究で、狭くなっている人は男性で約3倍、女性で約5・8倍、認知症のリスクが高いことがわかっています。**

歩幅の調整は、脳の中で多くの部位が関係しているため、脳の機能と関係するわけです。

健康のため、毎日、歩く時間を「**10分増やす**」ことが推奨されています。ぜひ、**そのうち3分を幅広歩行に変え**、歩幅が狭くなるのを防ぎましょう。

「3分、いまより0.5足分、
歩幅を広げて歩く」を
毎日やろう

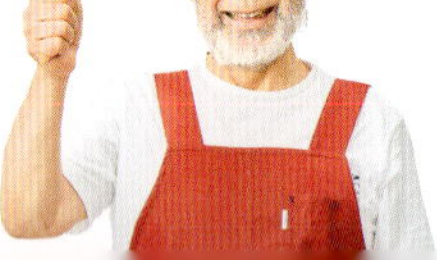

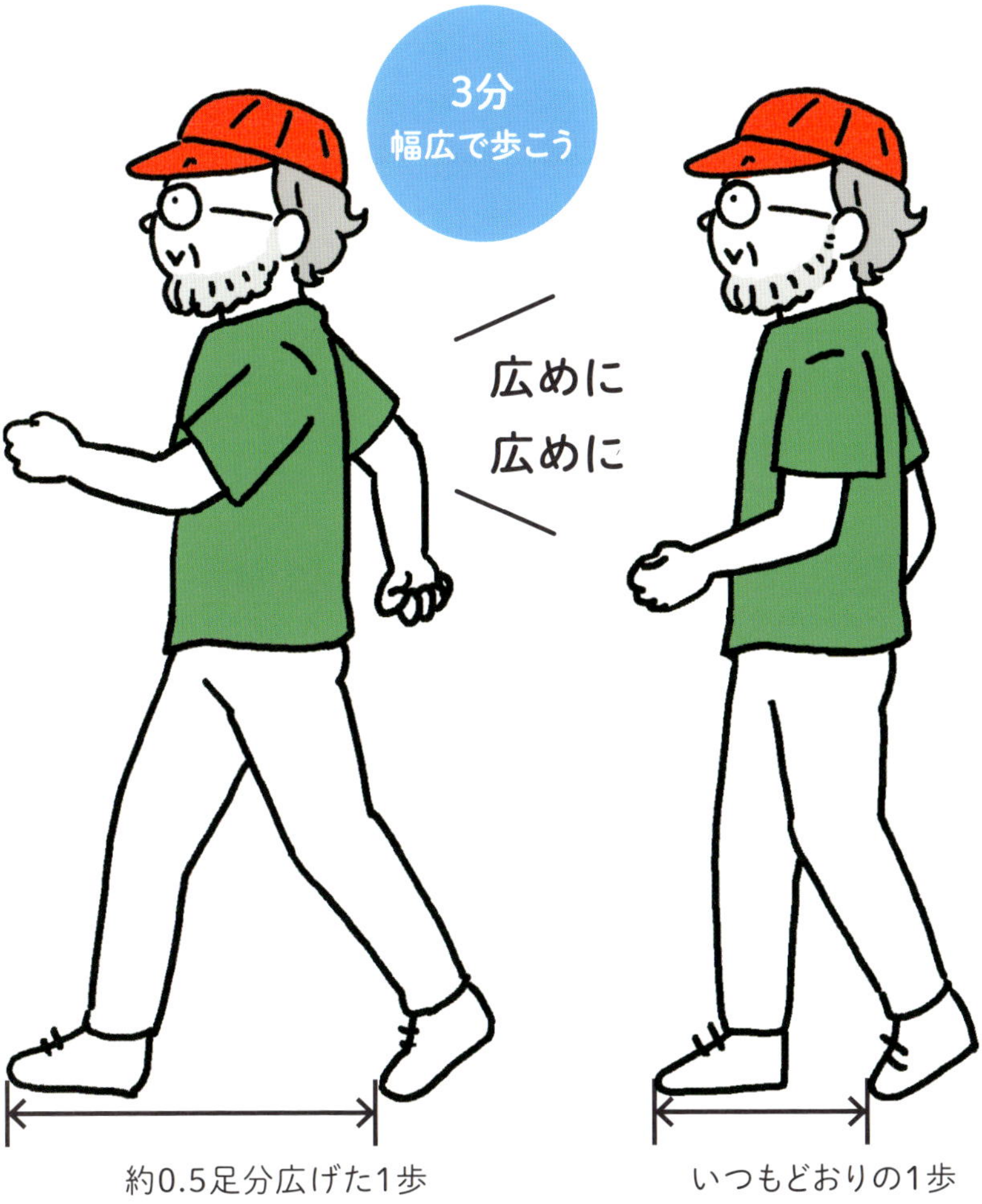
3分
幅広で歩こう
広めに
広めに
約0.5足分広げた1歩
いつもどおりの1歩

鎌田流「3分幅広歩行」のコツ

スーパーへ行ったら、まずは店内を2周、幅広歩行で歩きながら「今日のお買い得」を物色しよう。運動になって、余計な買い物も減って一石二鳥。3分闊歩できればいいので、大きな本屋さんや100円ショップでもOK!

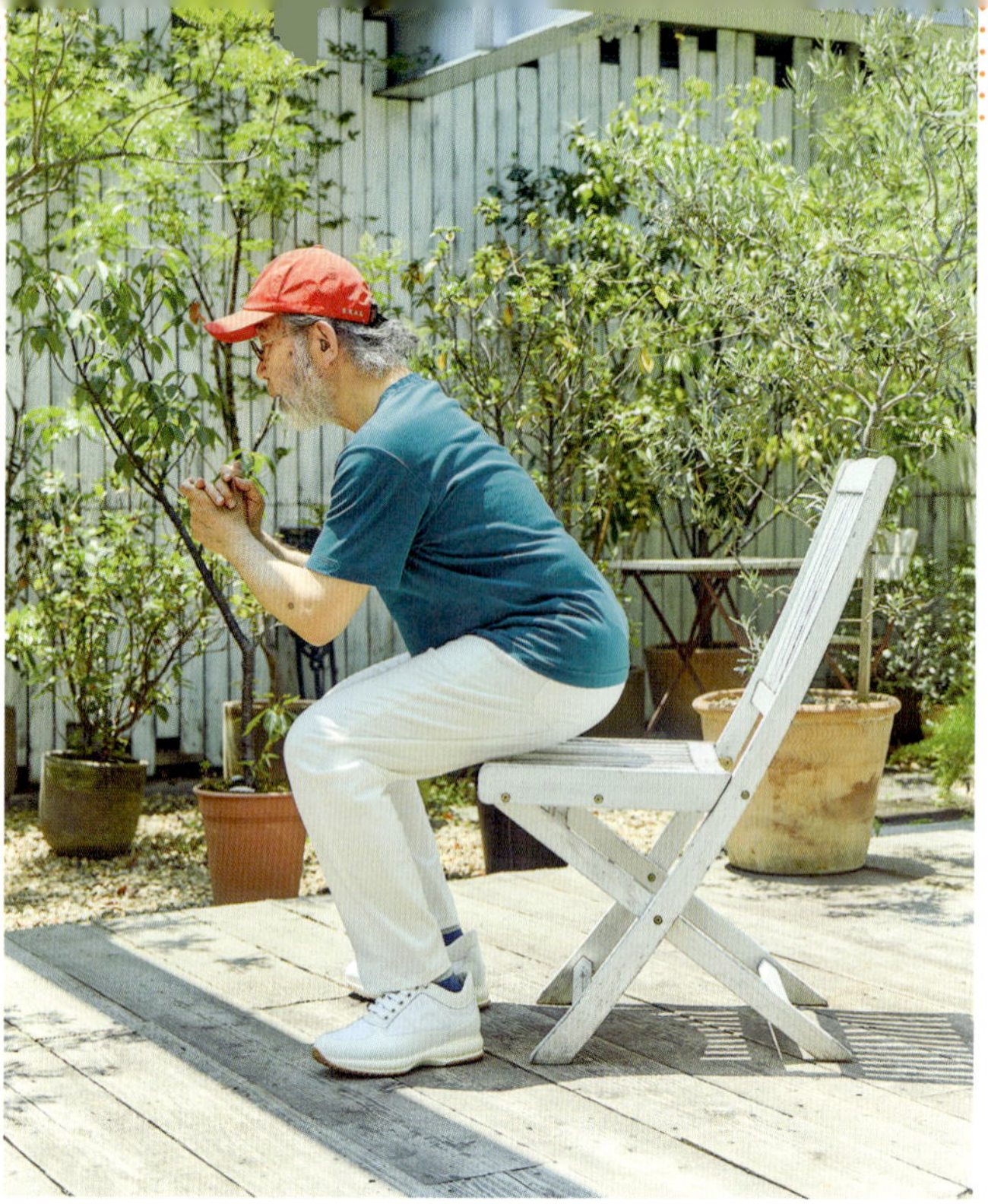

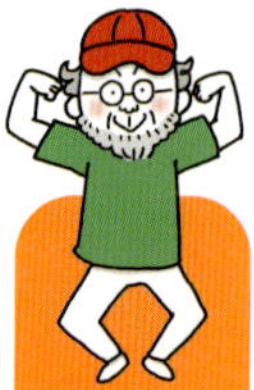

ちょっとした運動❷

ゆっくり座り

動ける体づくりの基本

太腿の前の筋肉群「大腿四頭筋《だいたいしとうきん》」は体積が大きく、これを鍛えることが動ける体づくりで重要です。伸び縮みさせる運動で、血流も改善し、足腰の痛みやけがの予防にもなります。

スクワットで強化するのがお勧めですが、その前のこの**「ゆっくり座り」**から取り組むと効果的。何回かやってみて、ラクラクできるなら、次にご紹介する「反動スクワット」にステップアップ。きついと感じるうちは「ゆっくり座り」を続けます。

心臓や肺の機能に問題のある人、85歳以上の人は「ゆっくり座り」を毎日10回×3セット行い、生活に必要な筋肉を維持していきましょう。

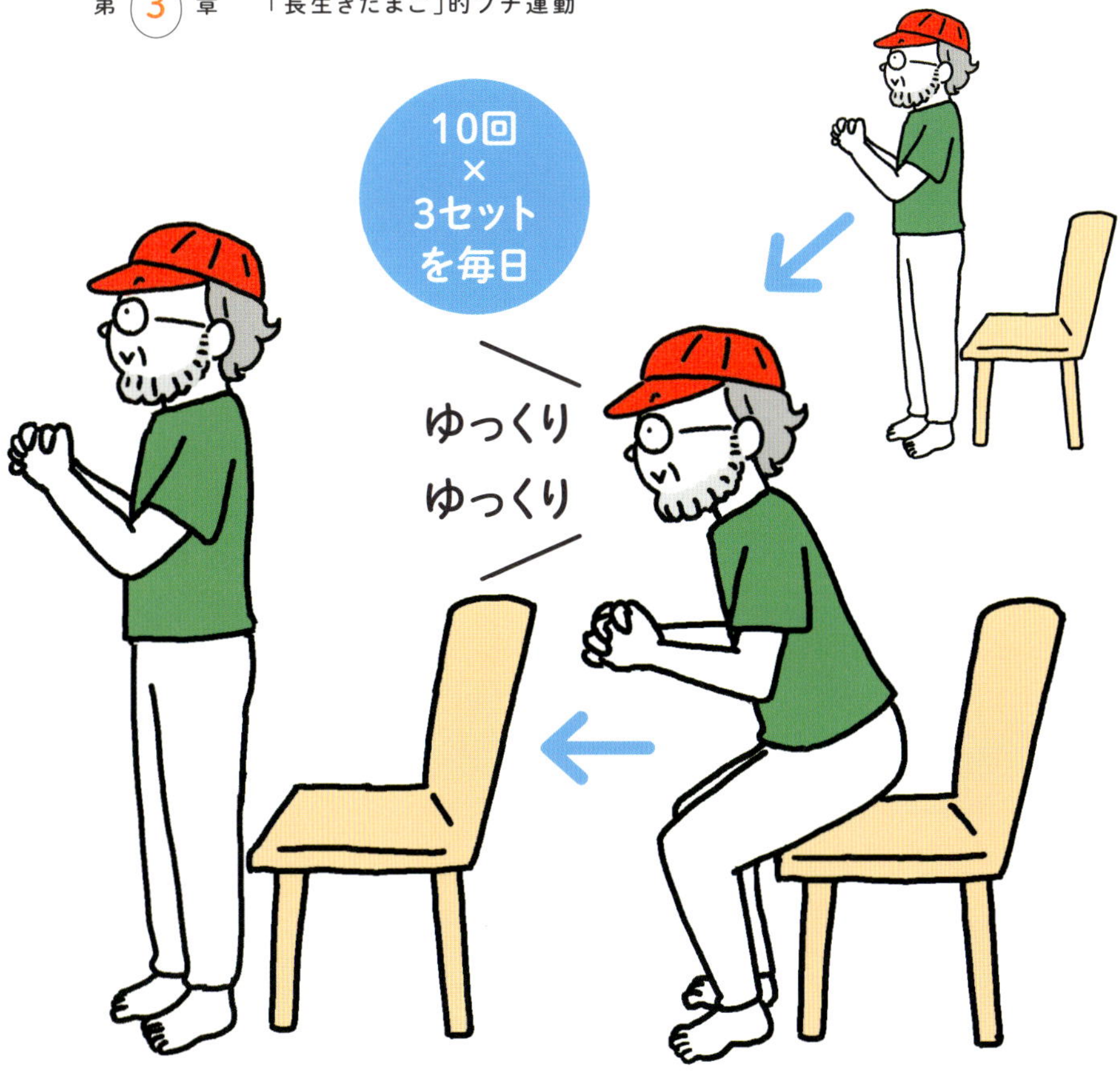

① イスに座った状態から立ち上がり、腕の前で手を組む

② 腹筋に力を入れ、お尻を後ろに突き出すようにして、ゆっくりと座り、またゆっくり立ち上がる

鎌田流「ゆっくり座り」のコツ

テレビを観ながら、歯磨きの間など、隙間時間に繰り返しましょう。無理しすぎないで、ちょっとだけ耐えます。ゆっくり動作をするほど、筋肉にかかる負荷は大きくなり、運動効果は上がります

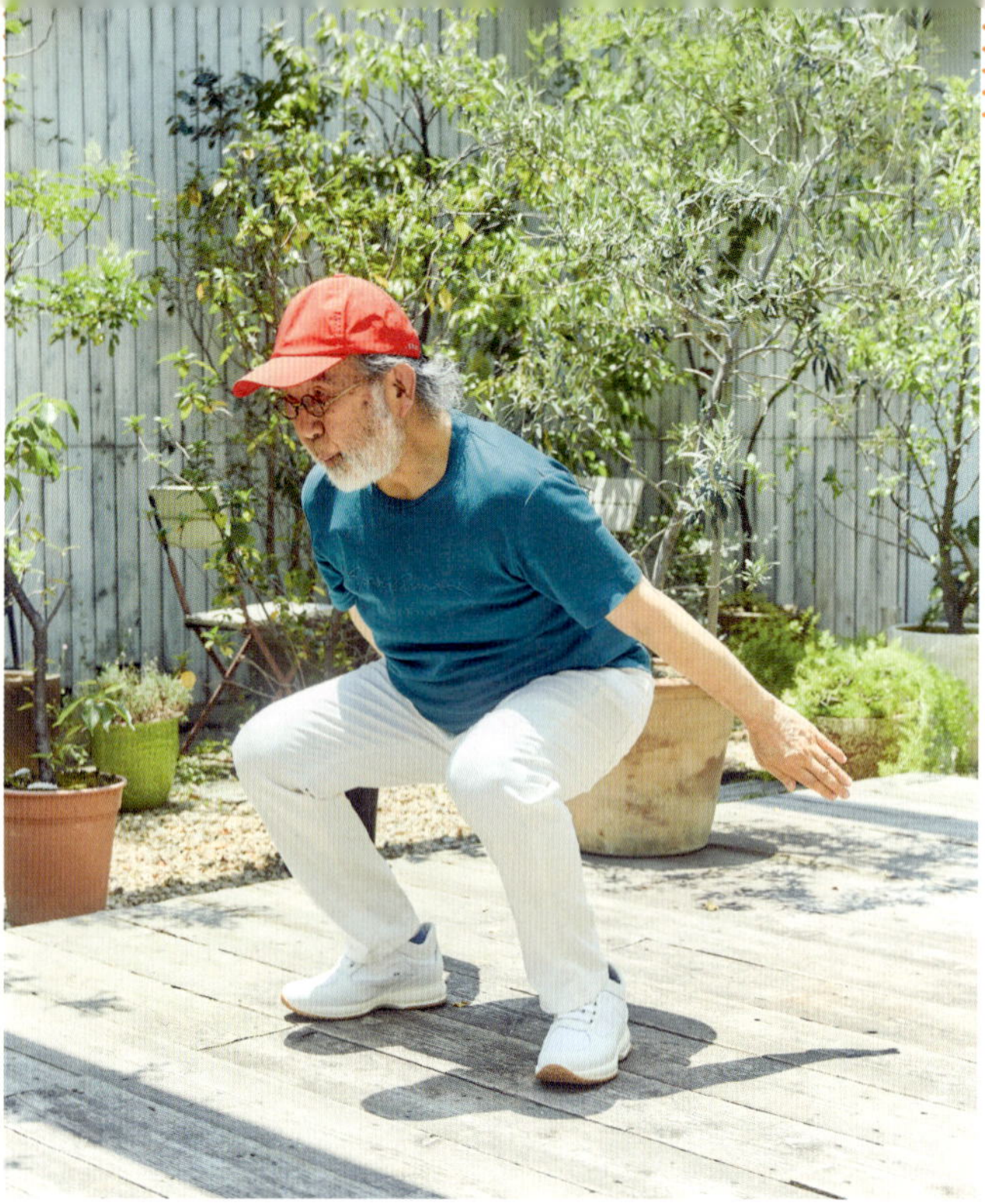

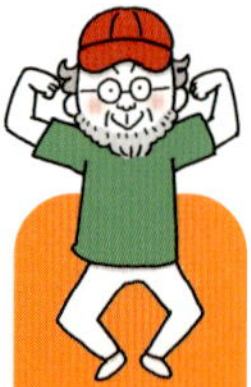

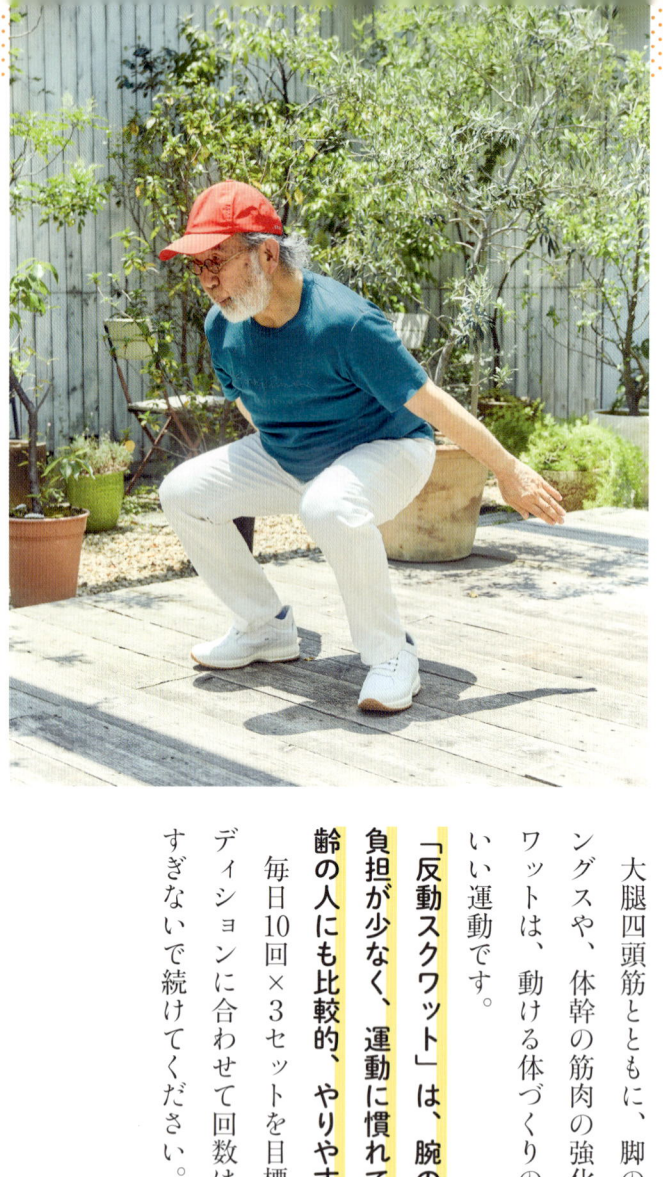

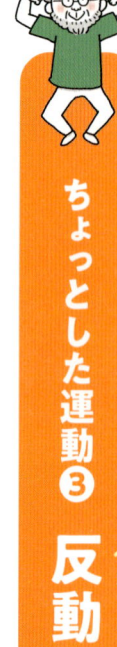

ちょっとした運動❸

反動スクワット

効率よく筋肉強化！

大腿四頭筋とともに、脚の裏側のハムストリングスや、体幹の筋肉の強化にもつながるスクワットは、動ける体づくりのために最も効率のいい運動です。

「反動スクワット」は、腕の力を利用するので負担が少なく、運動に慣れていない人にも、高齢の人にも比較的、やりやすい方法です。

毎日10回×3セットを目標に！　自分のコンディションに合わせて回数は加減して、無理しすぎないで続けてください。

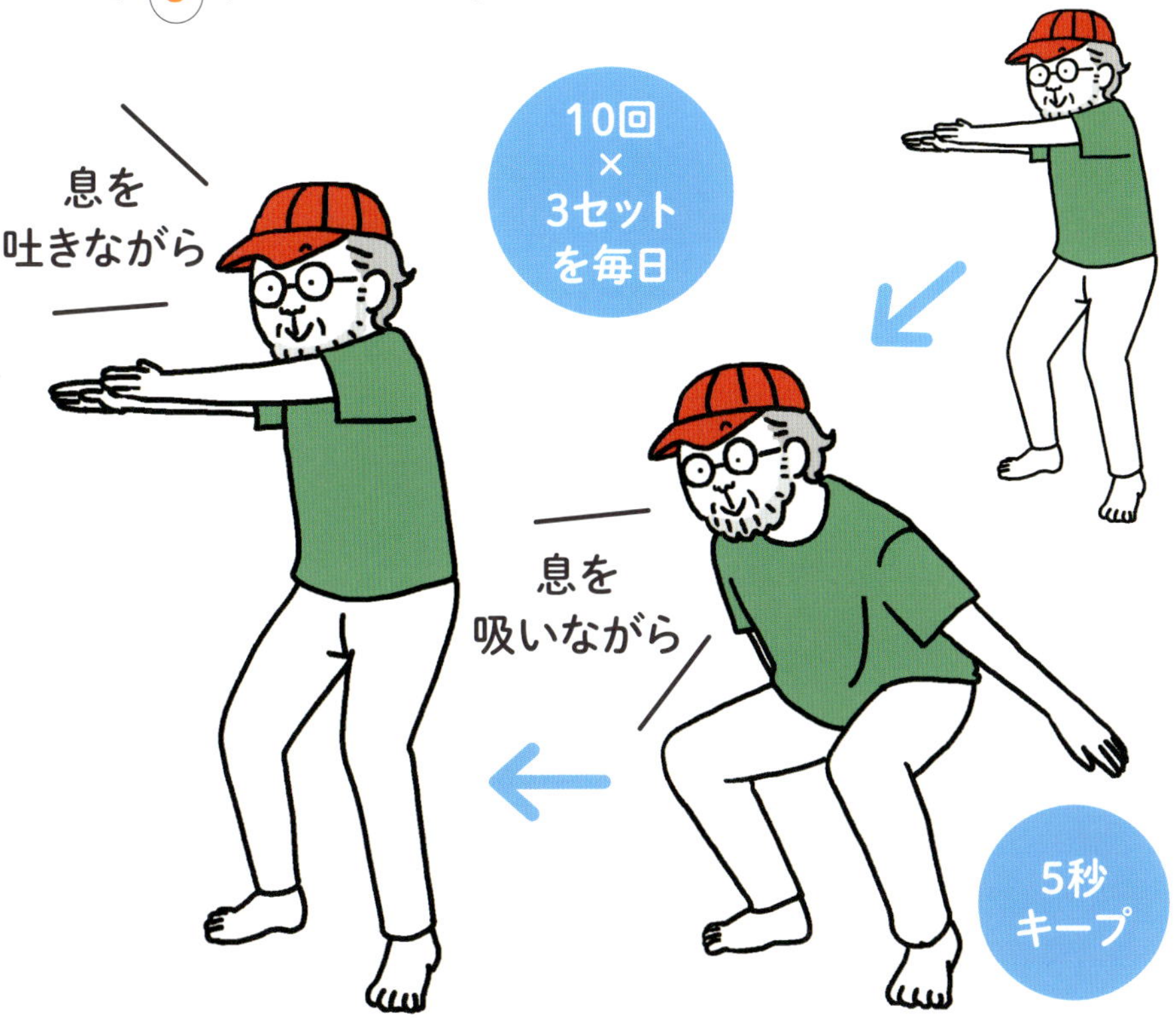
息を
吐きながら
10回
×
3セット
を毎日
息を
吸いながら
5秒
キープ

① 両足を肩幅に広げて立ち、両手を肩まで上げる

② 腹筋に力を入れ、ゆっくりと腕を下ろしながら、ひざも曲げ、腰も下ろして、お尻を後ろに突き出していく

③ 太腿が床と平行、腕と背筋がまっすぐ平行になった位置で5秒キープ

④ ゆっくりと手を上げながら、①の姿勢に戻る

鎌田流「反動スクワット」のコツ

②では軽く息を吸いながら腕と腰を下ろしていき、④では息を吐きながら、手を上げ、立ち上がっていきましょう。また②のとき、ひざがつま先より前に出ない、ひざやつま先が内向きにならないように！リズムよく続けます

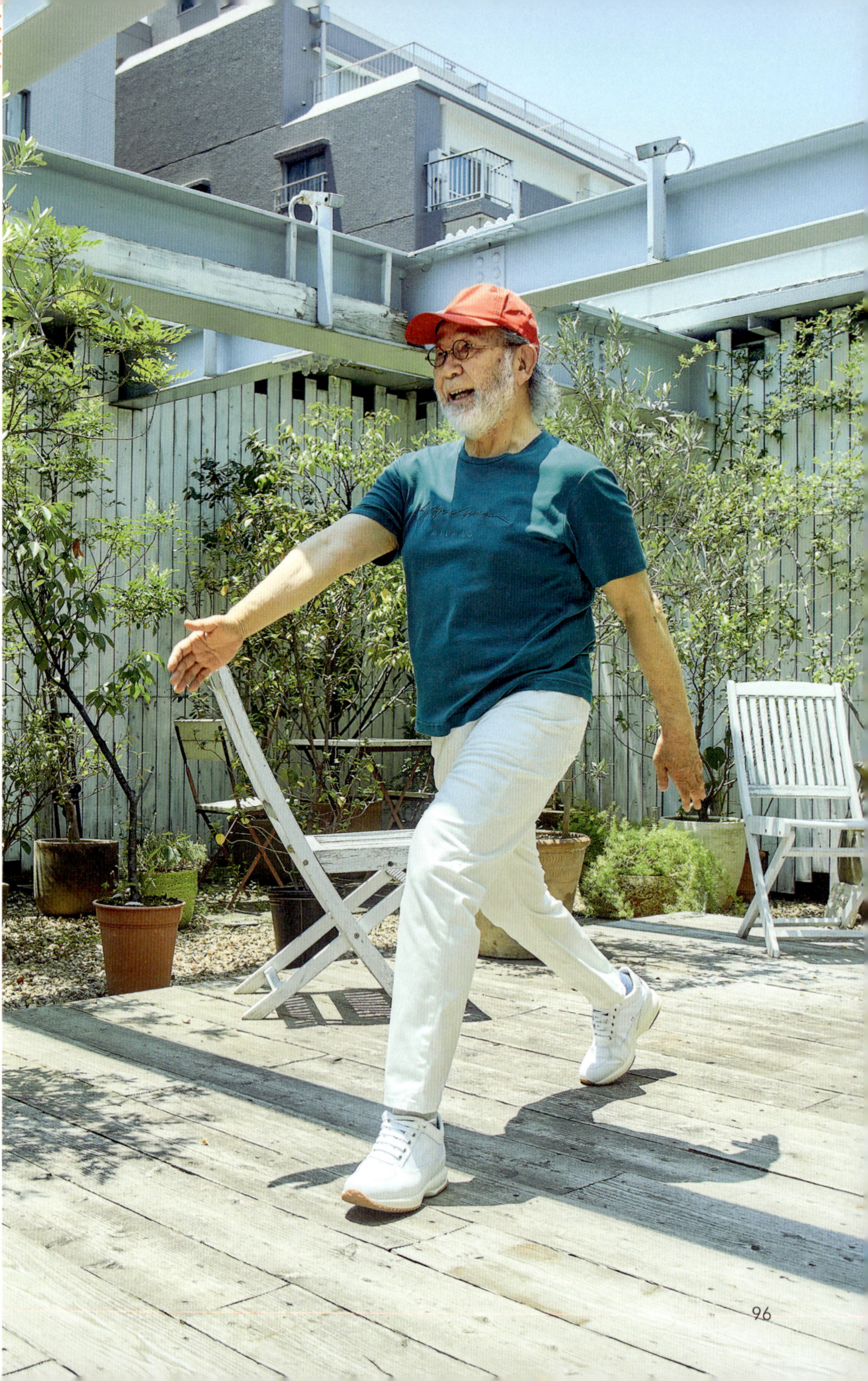

運動とたんぱく質で筋肉はどうつくられる？

筋肉にごほうびを与えて「やせさせない」食べ方をしよう

実は、僕らが増やしたい筋肉（骨格筋）のたんぱく質合成は、血液のなかのアミノ酸の濃度に影響されます。濃度が濃いとき、たんぱく質を合成する速度が速まるのです。

安静にしている人にアミノ酸を投与したとしましょう。血液中のアミノ酸濃度が高まるので、たんぱく質の合成が増えますが、骨格筋のたんぱく質分解は変化しません。

一方、運動した後にアミノ酸を投与すると、運動によって高まったたんぱく質合成はより増加！　同じく運動により高まったたんぱく質分解は抑えられます。この「合成と分解」を差し引きした数値をネットバランスと呼びますが、これがプラスとなることで、筋肉量が増えることがわかっています。

ところが運動だけして、アミノ酸を投与しない場合、運動するためにたんぱく質の分解が進み、結果として筋肉は減少してしまうのです。

筋肉を増やすには、ネットバランスをプラスにする**「運動&栄養補給」**が必要だということ。栄養としては、**中高年の場合、運動後30分以内に「必須アミノ酸（とくにBCAA＝バリン、ロイシン、イソロイシン）」を摂るのが理想的です。**

数時間おいてアミノ酸を摂るより、すぐ摂ったほうが、筋肉合成が増えることがわかっています。

たまごと同様にアミノ酸スコア100で、BCAAが豊富な牛乳と、アルギニン、アラニン、プロリンなど非必須アミノ酸を多く含むもろみ酢などでつくる**「長生きたまごシェイク」**（66ページ）や、**「おやつたまご」**（68ページ）などを、運動の途中休憩時や、運動後に摂れば、貯筋に◎。ぜひ、自宅以外で運動するときももって行き、ひと息つくときに飲んだり、食べたりしましょう。

「貯筋とたん活をセット」で重要視している僕は、当然、この食べ方に気をつけています。「長生きたまごシェイク」は、酢に含まれるクエン酸が筋トレの疲労解消にも役立ちます。

僕は現在「おうちジム」でちょいちょい筋トレをしているので、たんぱく質もこまめに摂るのです。だから、作り置きできる「おやつたまご」もとても重宝しています。

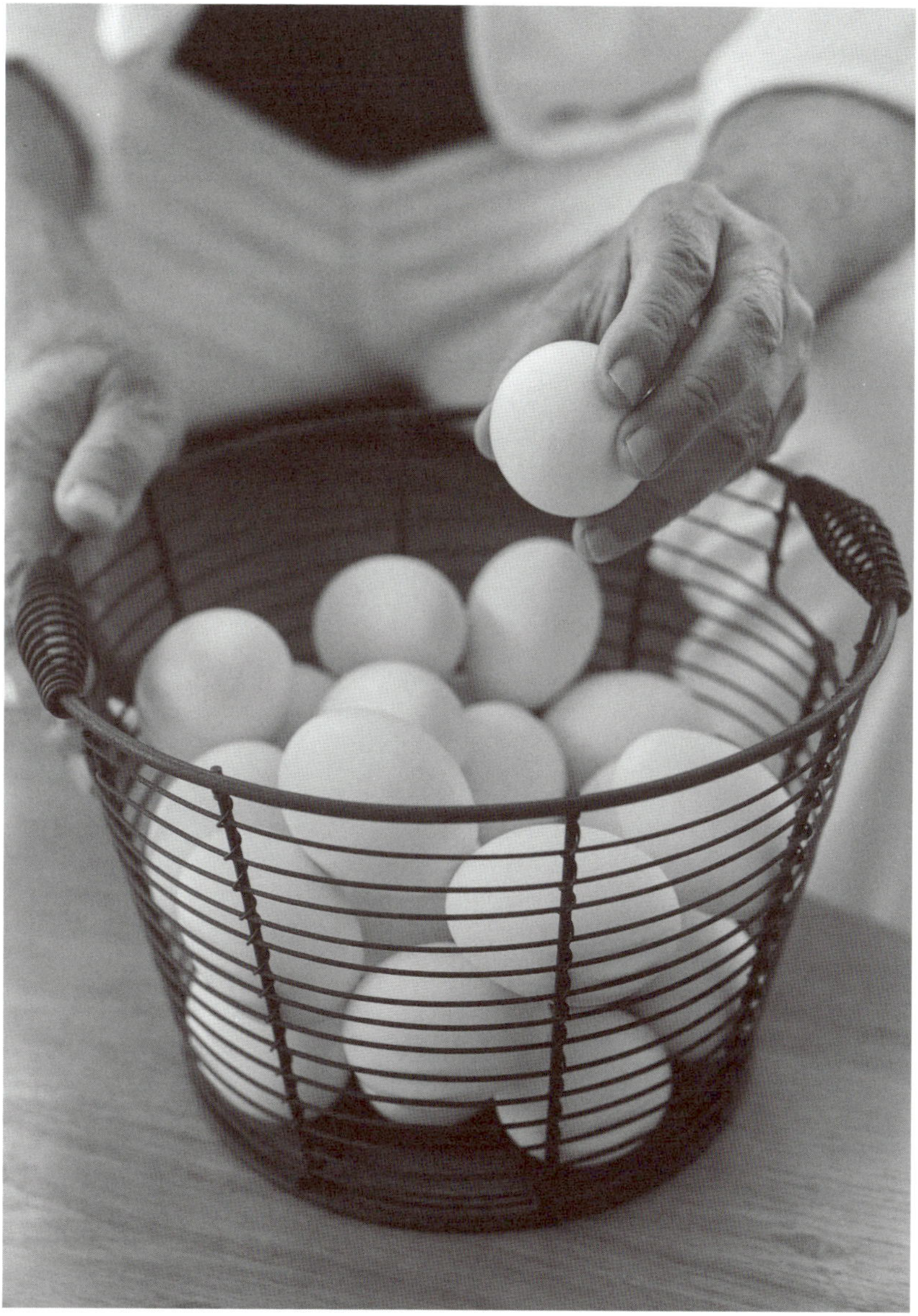

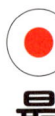

最後まで「ぴんぴん」そして「ひらり」な毎日を

若者、中年、高齢者　3つの世代すべてに立ちはだかる「低栄養」

これまで、たまごの栄養素と、それが生きる食生活の話、さらに、長生きの両輪である「貯筋」についての具体的な方法もお伝えしました。

最後に、高齢期の体のことについて、全般的なお話をさせてください。

僕は、最期まで元気に自分らしく活動し、ひらりとあの世に逝く「ぴんぴんひらり」を理想的な人生の仕舞い方と考えています。

僕らはみな、限りある生命を刻んでいる。だから、自然な流れに身を任せるように生きながらも、自分の生命を大事に生き切るつとめがあると思うから、健康長寿に立ちはだかるハードルをできるだけ防ぎ、遠ざける努力をしています。

現代生活では、食事をすることにほとんど苦労はしません。身近な店には食材も、惣菜も、料理も豊富にそろい、出前では、いまや世界の国々の料理を注文できます。**しかし、なんと18歳以上の日本人すべての世代で「低栄養」が問題視されています。**

若者世代の低栄養は、過度のダイエットによるものが多く、見るからに「やせ」ていますが、中年世代の低栄養は、外見だけでは判断しづらい場合が多いものです。

中肉中背や、やや太り気味で、栄養が十分に見えるのに、筋肉が少なく、脂肪が多い**「サルコペニア肥満」**タイプの低栄養状態の人が増えています。

その原因は偏った食事と運動不足。食生活を中心に生活習慣に原因がある場合が多いので、加齢とともに体重が増えていっても、筋肉は増えていないことが多いのです。

すると基礎代謝が低下し、同じ食事を続けていれば、さらに体重は増えやすい。

メタボリックドミノという負の連鎖により、糖尿病や脂肪肝、脂質異常症、高尿酸血症、冠動脈疾患、脳血管障害など生活習慣病と呼ばれる病気にもなりやすい状態です。どこかのタイミングで食生活や運動習慣を改善し、筋肉を増やし、脂肪を落とさなければ、持病を抱えたまま年齢を重ねてしまうでしょう。

そして、中年を過ぎて、高齢者になると、低栄養は、この「サルコペニア肥満」タイプと、若者同様の極端な「やせ」タイプと両方あります。

前者は中年世代から体の構成成分が「筋肉減／脂肪増」に傾き、そのまま高齢になるタイプ。何らかの生活習慣病をもっている場合が多いため、栄養不良を改善するには個々の状態に合わせた栄養管理が必要となり、主治医のアドバイスをよく聞いて、健康づくりをしていくことになります。

一方、「やせ」タイプはちょっと発想の転換が必要です。このタイプの人には、若い頃の「生活習慣病予防（メタボリック症候群予防）」の思考・食行動が定着していて、「太ってはいけない」「食べすぎてはいけない」「粗食が体にいい」という考えで、栄養が不足しているケースが多いのです。

高齢になれば、食事量が減り、栄養の吸収能力も低下します。しかし、必要な栄養量は若い人と大きくは違いません。だから、もう生活習慣病予防はやめにして、**「しっかり食べる」**ことが必要です。

やせていても、何か持病があるなら、主治医に相談し、「いまの食生活」についてアドバイスをもらいましょう。きっと「太ってはいけない」とは言わないはずです（「減塩」や「甘いものは控えて」て、といった注意はあっても）。

65歳を過ぎてやせ気味なら、がっつりおいしい「たん活」で、体重を増やし、維持することが大事です。目安としてBMI21・5〜24・9の範囲を保ちましょう。

これは90歳をぴんぴんひらりと越して行く鎌田式の生き方の目安と考えてください。とにかくフレイル（虚弱）にならないことが大事。そしてやせグループの人にお勧めなのは**万能スーパーフードたまご**なのです。忘れないでください。

高齢期の多面的なフレイル、早期なら改善できる！

人生の終盤、「ぴんぴん」に立ちはだかる壁を**「フレイル」**と呼びます。日本語では「虚弱」の意味のFrailtyからできた呼び名です。ただし、単に健康状態だけを表すわけではなくて、多面的に弱ってしまっている状態を表します。

たとえば、骨格筋の減少からくる体の虚弱は「フィジカル・フレイル」、歯を失うなどして食べる力が低下した状態は「オーラル・フレイル」、社会活動の低下は「ソーシャル・フレイル」、認知機能の低下や精神状態の悪化は「メンタル・フレイル」などと呼ぶのです。

わかりやすく言い換えるとすれば、それぞれ「健康な状態」と「要介護の状態」の中間地点にある状態と理解してください。

つまり、早期に気づけば、セルフケアや適切な支援によって「健康な状態」に戻ることができるものの、フレイル状態が続けば、やがて各フレイルの連鎖も起き、要介護状態になってしまう。とても大事な時期だと言えます。

年齢を重ねていくうえで、フレイルへ向かうことを完全に避けることはできないかもしれません。何のフレイルから起こるかも、人によって違います。

いつも一緒に出かけていた親しい友人が急逝して「ソーシャル・フレイル」や「メンタル・フレイル」につながり、それがきっかけとなって身体の虚弱につながることもあります。きっかけは誰にでも起こるような、身近なことなのです。

ですからこのハードルは、何であれ「早期」に兆しを見つけることが大切で、食生活の変化はさまざまなフレイルの兆しとしてよく現れることです。食欲の低下、食事の機会・量の減少、会食の機会の減少、体重低下などはわかりやすいバロメーターになります。

ぜひ、フレイルを早期発見、悪化予防の意味でも、高齢期には食生活の変化を見逃

さないようにしましょう。変化があったら、原因を確かめ、普段どおりの食生活に戻せるよう、工夫しましょう。

後述しますが、僕の父は長くタクシーの運転手をしていました。車に乗っている時間が長く、運動する時間はなかったように思います。やせ気味で、糖尿病がありました。母は早く亡くなったので、父は長く東京でひとり暮らしをしていました。

僕は、主治医から言われているカロリー内でしっかりたんぱく質を摂って、筋肉を増やすように勧めていました。

男のひとり暮らしでも簡単に料理ができるのがたまごです。僕のアドバイスを聞いてくれた父は、1日たまご3個を食べてフレイルを予防しました。

父の晩年、その名を冠した「岩次郎小屋」という丸太小屋をつくり、僕は長野に呼び寄せ、一緒に暮らしました。

肉が好きで、「横綱」という焼肉屋さんに連れて行くと、たいそう喜んで、よく食べてくれました。その10年間、地元のお年寄りたちとゲートボールをぴんぴん元気に楽しんでいました。食と運動で、見事にフレイルを予防していたと思います。

筋肉量・筋力・機能の低下の「サルコペニア」予防に貯筋！

サルコペニアとは、元来「加齢による骨格筋量の減少」を意味していましたが、近年は筋肉量の減少だけでなく、筋力や機能低下も併せて「サルコペニア」と呼びます。高齢になるほど、筋肉量・筋力・機能の良し悪しが健康状態のバロメーターになり、前述の「フィジカル・フレイル」などとも重なることが多いです。

僕が中年以降のみなさんに貯筋とたん活をお勧めする理由もこのためです。

一方、サルコペニアやフレイルは、「医原性《いげんせい》もある」と覚えておきましょう。これは、病気の治療のための入院、治療による侵襲（心身への負担）によって起こることもある、という意味です。もちろん医療は、そうならないためのケアを治療と併行します。しかし、入院前の状態によっては、病気の治療中にフレイルやサルコペニアの状態が悪化することもあるのです。

ですから、医師の僕が言うのもなんですが、なるべく元気でいて、病院に近寄らないでいい状態を保つことが本当に大事ですね。

骨の質・量ともに大切！「骨粗しょう症」にも備えていこう

骨格筋の維持とともに、骨格、つまり骨の健康を保つことも「ぴんぴんひらり」の基本です。

骨の健康は、カルシウムの沈着量（骨密度）と、骨の構造部分のコラーゲンの質の良さ（骨質）がバロメーター。**鉄筋コンクリート造りの建物にたとえると、カルシウムがコンクリートで、骨組みの鉄骨がコラーゲンの束になりますから、どちらも大事です。**

カルシウムと、カルシウムの吸収を助ける**ビタミンD**（42ページ）をしっかり摂るとともに、骨質維持のためには糖質の摂りすぎでコラーゲンの変性を起こさないように気をつけていきましょう。たまごにはカルシウムやマグネシウムがたっぷり。骨や歯をつくるリンも、全身に酸素を運ぶ鉄、細胞の若返りを進める亜鉛も含まれます。元気な足腰をつくるにはやっぱりたまごなのです。

なお、先に紹介した「サルコペニア」や「骨粗しょう症」とも関係する概念に「ロコモティブ症候群」というものがあり、「ロコモ」とも呼ばれています。

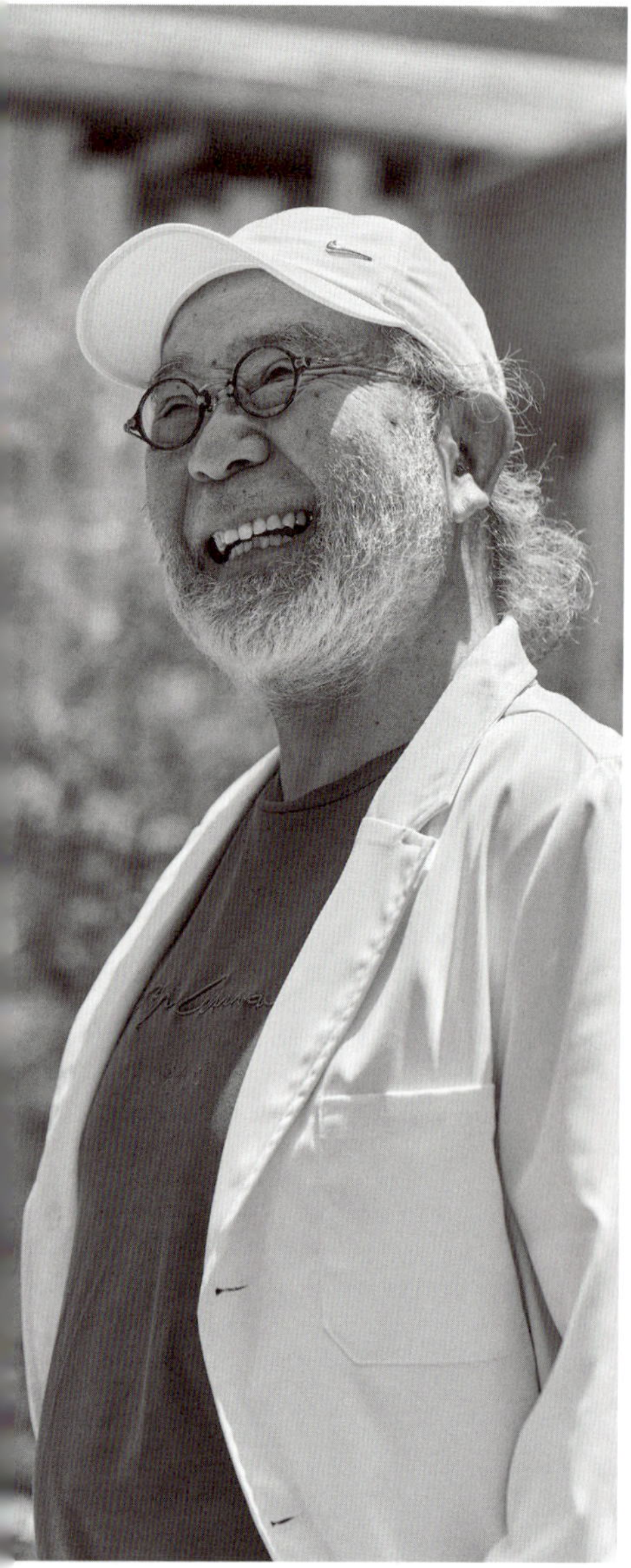

ロコモとは筋肉、骨、関節、軟骨、椎間板といった運動器のいずれか、あるいはいくつかに障害が出て、立ったり、歩いたりといった、移動の機能が低下した状態のこと。とくに女性の場合、このロコモ（運動器の障害）で健康寿命を閉ざす人が多いので、**「貯筋」に加え、骨の質量維持も意識した食生活**を続けていきましょう。

何をどのように食べて体を養っていくか、栄養は実に大事であることはいうまでもありません。その意味でたまごは絶大なパワーをもつ食材ですね。そしてとてもおいしいのだから、本当にありがたいことです！

各栄養素の成人の1日の摂取量

たんぱく質	推奨量	18～64歳　男性65g、女性50g 65歳以上　男性60g、女性50g
ビタミンA	推奨量	18～29歳　男性850μgRAE、女性650μgRAE 30～64歳　男性900μgRAE、女性700μgRAE 65～74歳　男性850μgRAE、女性700μgRAE 75歳以上　男性800μgRAE、女性650μgRAE
ビタミンE	目安量	18～29歳　男性6.0mg、女性5.0mg 30～49歳　男性6.0mg、女性5.5mg 50～64歳　男性7.0mg、女性6.0mg 65～74歳　男性7.0mg、女性6.5mg 75歳以上　男性6.5mg、女性6.5mg
レシチン・コリン		とくに定められていない
コレステロール		とくに定められていない
ビタミンD	目安量	男女とも8. 5μg
ビタミンB2	推奨量	18～49歳　男性1.6mg、女性1.2mg 50～74歳　男性1.5mg、女性1.2mg 75歳以上　男性1.3mg、女性1.0mg
ビタミンB12	推奨量	男女とも2.4μg
パントテン酸	目安量	18～49歳　男女とも5mg 50歳以上　男性6mg、女性5mg
葉酸	推奨量	男女とも240μg
ビオチン	目安量	男女とも50μg
ビタミンK	目安量	男女とも150μg
リン	目安量	男性1000mg　女性800mg
鉄	推奨量	18～64歳　男性7.5mg、女性6.5mg 65～74歳　男性7.5mg、女性6.0mg 75歳以上　男性7.0mg、女性6.0mg

出典　日本人の食事摂取基準2020年版

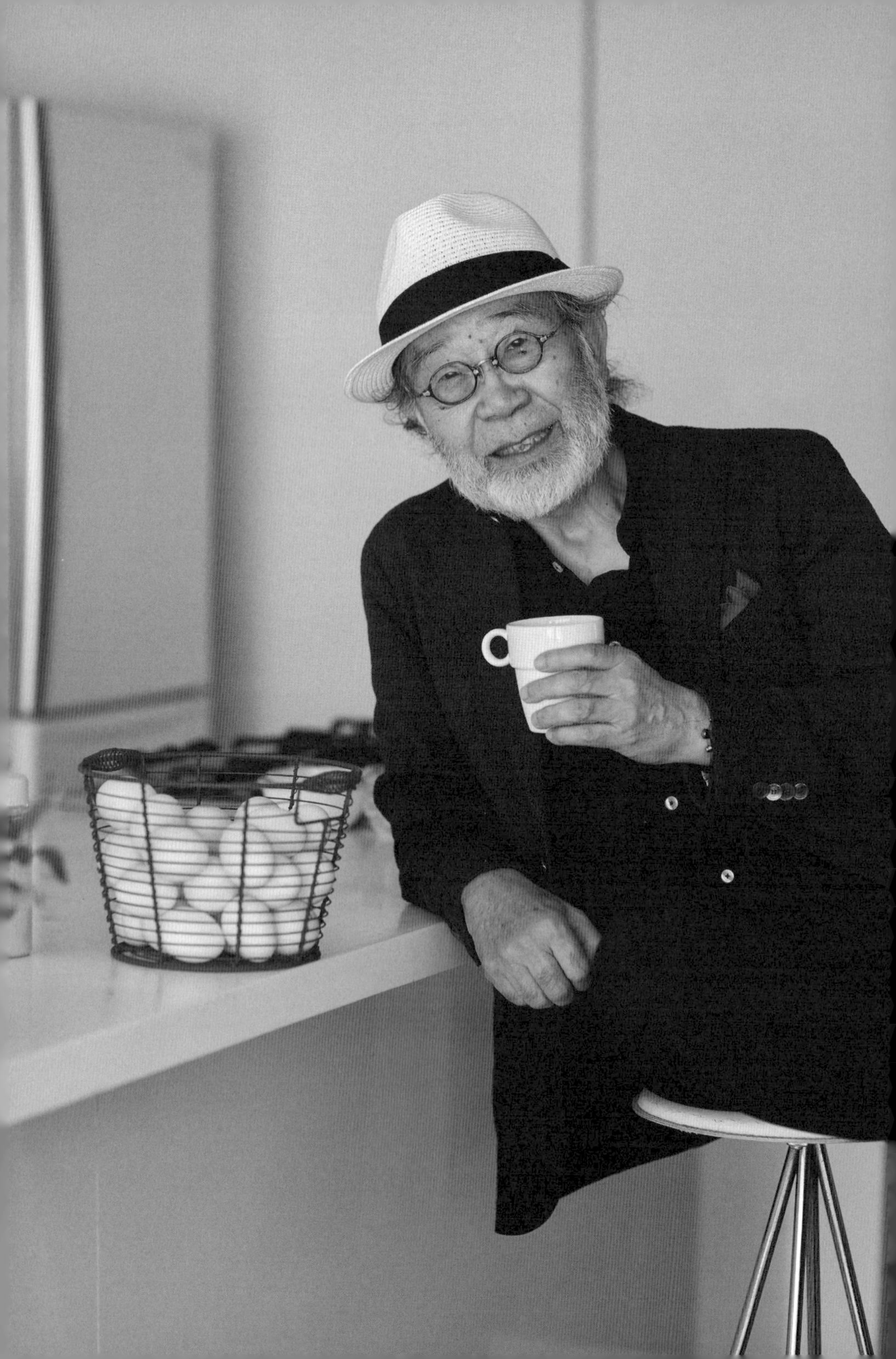

第4章

鎌田實の「長生きたまご」ライフ

僕の食生活に欠かせないたまご。
“たまごラブ”を公言する僕の人生に寄り添うたまごエピソード。
あなたの“たまごと私”の話も聞いてみたい。

養父とたまご

僕は両親とは縁が薄く、養父母に育てられました。

1歳8か月の僕を拾って育ててくれたのは父、岩次郎。彼の妻(僕の母になってくれた人)は、重い心臓病で早世し、僕も養家のあった東京からは離れた長野で医者になったので、父は長くひとり暮らしをしていました。そして、人生のラスト10年は長野の僕の家に同居してくれ、88歳で亡くなりました。

父が東京でひとり暮らしをしていた頃、その食生活がしっかりしていたので、僕はあまり心配をしていませんでした。

というのも、医学会などの機会で上京した折、父の生活を見に家に立ち寄ると、「規則正しく、適切に食べて、健康を保っている」様子がわかったからです。

その食生活のベースが「1日3個のたまご」でした。

朝食には目玉焼き。たまごを2つ、必ず食べていました。昼は外食をしていたのでしょうが、夜はスーパーで買った惣菜と自前の味噌汁。この味噌汁にたまごを1つ落として半熟で食べるのが定番だったのです。

隠居以前は長くタクシーの運転手をしていたので、仕事柄、歩く機会も少なく、もともと運動不足だったけれど、サルコペニアにはならず、亡くなる直前までかくしゃくとしていたのは「1日3個のたまご」のおかげだったと思います。

僕の長野の家に建てた「岩次郎小屋」に移り同居するようになっても、ときどき東京へ、日帰りでおいしいものを食べに行っていたようです。

若い頃、中小企業の運転手をしていた父は、その会社の社長がよく行く天ぷら屋や、老舗のおでん屋で、社長を待ちながら「いつか行きたい」と思っていたそうです。それが、年をとってから実現した。僕も一度、そのおでん屋で父と合流したことがありましたが、そのとき父がたまごと大根をおいしそうに食べていたのを覚えています。

それ以来、おでんを食べる時は絶対、たまご。自宅でおでんをつくるときも、かならずたまごをいくつか入れます。何回か食事のたびにおでんを食べ、最後の日に残ったたまごは、あじが染みていて、抜群においしいです。

晩年まで好きな晩酌も続け、自分の食生活を楽しみ、貫ける元気を保った父。

それを支えてくれたのが、長年の「1日3個のたまご」の力だろうと思うのです。

最期、脳卒中で倒れて、ほとんど意識のないなか、大好きなビールを脱脂綿にふくませて飲ませてあげました。元気なときのように「うまい」とは言えませんでしたが、見事にごくんと飲み込んで、少し微笑んだように見えました。

そんな父の最期を見送って、僕は**「ぴんぴんひらり」**という言葉が浮かび、以降、よくそう話すようになりました。

最期まで元気に自分らしく活動し、ひらりとあの世に逝く。父はそれを見せてくれたと思っています。僕自身も「ぴんぴんひらり」が希望です。

父が「ぴんぴんひらり」をかなえられたのは、長年の「1日3個のたまご」があったから。それで、僕は父ゆずりのたまごラブ、というわけです。

僕も大好物の目玉焼きやカルボナーラ、おやつたまごなどを食べながら、父がおいしそうに目玉焼きや、おでんのたまごを食べる姿をいつも懐かしく思い出すのです。

納豆と温泉たまご

たまごと並んで「たん活」の強い味方としてよく食べるのが**納豆**です。本書の冒頭でお話しした、テレビの特番での「医者が選ぶ最強朝食」の第2位は納豆でした。この納豆に、たまごを入れて食べる人が多いですが、実は、生たまごと納豆は相性が悪いので、ちょっと工夫して食べるのが◎です。

というのも、生の卵白に含まれるアビジンという成分は、納豆に含まれるビオチンというビタミンの吸収を妨げてしまうのです。

ビオチンは、皮膚の健康を守るビタミン。しっかり摂ると、肌がきれいになり、萎縮性の舌炎を予防することもできます。

だから僕は、納豆にたまごを入れて「Wたんぱく」にするときは、卵黄だけを入れるようにしてきました。

ところが最近は温泉たまご派に転向。**たまごに熱を加えると、卵白が不透明になりますね。このときアビジンが減少してビオチンと結合できなくなるので、加熱すれば**

いい。ならば温泉たまごを入れるのもいい! これに気づいてからは、かき混ぜた納豆に、温泉たまごをのせ、崩しながら混ぜて食べています。

先日ブログでも紹介したのですが、福島県の土湯温泉の旅館が自家源泉で作っている温泉たまごがとてもおいしい。源泉に含まれる天然の塩分のおかげで、卵白にほんのり塩味がついていて、卵黄はより味が凝縮されていると感じました。長く日持ちするので、お取り寄せして食べられます。

本来、僕はたまごかけごはんが大好き。それから生たまごの黄身がのっているユッケも大好き。すき焼きではたまごをお代わりする。つまり生たまご好きです。

しかし、産卵後も糞便などから、サルモネラ菌がたまごの殻に付着する場合もあるので、たまごを生で食べる場合には、産卵後の汚染などを予防しているたまごかどうかを確認します。

自分の体調も影響すると思うから、胃腸のコンディションによっては生では食べません。

さらに、「たん活」を優先すると、たんぱく質の吸収率の良さからいって、生食より、温泉たまごのように半熟のものを食べるほうがいいと知り、温泉たまごを食べる機会が増えてきました。

行きつけの蕎麦屋のだし巻き

僕の冬場の趣味はスキー。ワンシーズン約50回は妻とともにスキーに出かけます。早朝から3㎞のゴンドラに乗り3本滑り、その後、お風呂で体を温めてから少し仕事をして、お昼ごはんは行きつけのお蕎麦屋さんに行きます。

先にも書きましたが、**蕎麦だけでは糖質ばかりで栄養バランスが悪く、たんぱく質が摂れないので、だし巻きたまごを頼みます。**外食でお昼をとるときは、お蕎麦屋さんに行くことが多いのですが、「だし巻きたまごプラス」が定番。おいしいたまご料理のおかげで、食事の満足感も大いに高まるので、一石二鳥ですね。

蓼科にある「ナマステ」というカレー屋さんではエッグカレーを注文。ここは北インド料理店。インドの首相が来日すると、東京のホテルに呼ばれ、首相のためのインド料理をつくったりする有名なシェフがいます。菅原文太さんもここのファンで、亡くなる直前までここのカレーを楽しんでいました。

お寿司屋さんに行くと、できるだけたまごを注文するようにしています。お寿司屋さんのだし巻きたまごもそれぞれ特徴があり、評判のいいお寿司屋さんは、たまごも上手に焼きます。

蓼科の「みつ山」というお寿司屋さんはピュアなだし巻きたまご、東京に行くと友人たちをよくお連れする神宮前にある「おけいすし」の卵焼きには黒砂糖が入っていて、デザートに近いたまごやき。それぞれ違いがあります。

「丸亀製麺」で好んで食べるのは釜揚げうどんと親子丼です。ここでもやっぱりたまごです。僕の家の近くにある「たまご工房」というお店があり、そこのオムライスも大好きです。

僕好みのカルボナーラを探して

僕はどこの国の料理が好き？ と聞かれたら、「イタリア料理」と答えます。そして、イタリアンのお店は、比較的どこへ行ってもハズレがないように感じています。

食事に行って、パスタで必ず注文するのは**「カルボナーラ」**。たっぷりのチーズ。パルミジャーノ・レッジャーノ、ペコリーノ・ロマーノなどと、パンチェッタ（またはベーコン）、黒こしょう、たまご。シンプルだけれど、材料を並べて記すだけでも、間違いなくおいしそうで、また食べたいと思う。

これまで行ったイタリアンレストランでは、どのお店のメニューにも「カルボナーラ」がありました。どこのお店のもおいしかったけれど、それぞれ少し違う。たまごは卵黄だけを使う店と、全卵を使う店がありますね。

材料がシンプルなのに、どうしてこれだけ違いがあるのか不思議。いや、シンプルだからこそ、違いが出るのでしょうか。おもしろいですね。

そこで僕も自分にとっての究極のカルボナーラを探すのを楽しみに、食べ続けているわけです。

みなさんも、自分に合ったカルボナーラを探してみるのはいかがでしょうか。

好みを探すというと、ホテルでたまご料理が選べることがありますね。選択肢に、**「エッグベネディクト」**があったら、ぜひ一度、召し上がれ。

ニューヨーク発と言われるエッグベネディクトは、その発祥については諸説あるようですが、僕は高級レストランの常連客だったベネディクト夫人が「シンプルで、斬新な朝食メニュー」を希望して、創作された、と聞きました。

ベネディクト夫人は、きっと健啖家だったのでしょうね。その食欲に応えて、シェフが工夫した料理が、世界中に広まったなんて、素敵なエピソードです。

とはいえ諸説あるためか、「エッグベネディクト」は地域や店で具材やソースなどがさまざまなようです。僕が食べたことがあるのは、わりと基本的なスタイルだったようで、イングリッシュマフィンに焼いたベーコンとポーチドエッグがのっていて、マヨネーズのようなものがかかっていました。尋ねたら「オランデーズソース」というそうで、卵黄とバター、レモン果汁で作ったソース、ということでした。

具材にスモークサーモンや野菜入りオムレツのようなものを用い、ソースが違う場合もあるようです。エッグベネディクトも、自分好みで作ってみたり、いろいろなお店に食べに行ってみたりすると、楽しそうです。

最後に、町中華もよく行きます。よく食べるのは天津丼や天津麺。あるいは、おかずとしてのカニ玉です。ラーメンも大好き。好みのラーメン屋さんが5軒ほどありますが、どこのラーメン屋さんに入ったときも、味付けたまごを1個トッピングします。もう「どれほどたまご好きか」と笑われるかもしれませんね。

チョルノービリの目玉焼き

1986年4月26日、旧ソ連ウクライナ共和国の北辺に位置するチョルノービリ（チェルノブイリ）原子力発電所で、原子力発電開発史上最悪の事故が発生しました。事故により放出された放射能は、4、5月のうちに北半球の広範囲で観測されたことが記録されています。みなさんはこの事故のことを覚えていますか？

僕は放射能汚染が著しかった地域の子どもたちを救う活動を1991年から約33年間続けてきました。

放射能によって汚染された地域は広大で、村人が離散した村がいくつもあり、「埋葬の村」と呼ばれていました。

ある村も「埋葬の村」と呼ばれ、住んではいけないはずなのに、住民が残って生活していました。僕が訪ねた家族はふるさとから離れられずに、家畜の飼育と、ジャガイモの栽培を続けながら、暮らしていたのです。

子どもたちの診察に行くと、その家のおばあちゃんが「私たちの国の子どもたちを助けに、よく来てくれた」と、黒パンと目玉焼きをふるまってくれました。

目玉焼きのたまごは3つ。それに、サーラといって、豚の脂身だけを塩漬けにしたものをフライパンで焼いて、たまごの横に添えてくれました。その家で飼育している豚と鶏からの貴重な食材です。

おばあちゃんが料理しているのをのぞき見していたときには、「日本人はこの脂身だけのサーラは苦手かもしれない」と思っていたのですが、目玉焼きとサーラと黒パンの組み合わせは絶品。とてもうまかったです。そして、おばあちゃんが作ったサマゴンという蒸留酒も、またよく合っていて、忘れられない食事になりました。

僕が1991年に「日本チェルノブイリ連帯基金(JCF)」を設立し、支援を始めたのは、ロシアの友人から「原発事故の影響と思われる病気が多発しているが、自国の医療だけでは救えない」というSOSをもらったことがきっかけです。

当時、旧ソ連邦の崩壊前後の経済混乱の影響も受け、必要な医薬品や医療機器、医療人材が不足し、救える命が、救えない状況にありました。現地での活動の様子は、拙著、絵本などにも記しています。

『雪とパイナップル』『白い街　あったかい雪』などは、お子さんやお孫さんとも一緒に読んでいただけます。原子力発電所の事故と放射能汚染、それが平穏に暮らすふつうの人にどれほどの苦しみをもたらすか、また、そんなときにも人が見出す希望や、やさしさの連鎖などを感じていただけるのではないかと思います。

ＪＣＦはチョルノービリへの支援を継続しながら、その後、イラクの白血病やがんの子どもたちへの支援、福島震災支援も行ってきました。

そして2022年、ロシア軍によるウクライナ侵攻が始まってからは、ウクライナから避難する人たちを支援する活動も続けています。

いま僕は、一刻も早い停戦を願い、ポーランドやブルガリアに脱出した子どもたちへ1億円の募金を集め、ウクライナを脱出してポーランドなど周りの国の学校に通う「ウクライナ子ども支援」を行っています。

とくに激しい攻撃が続くウクライナ西部の母子たちの安全を願い、ロシアが原子力発電所を戦争の道具に使うことがないよう、強く願っています。

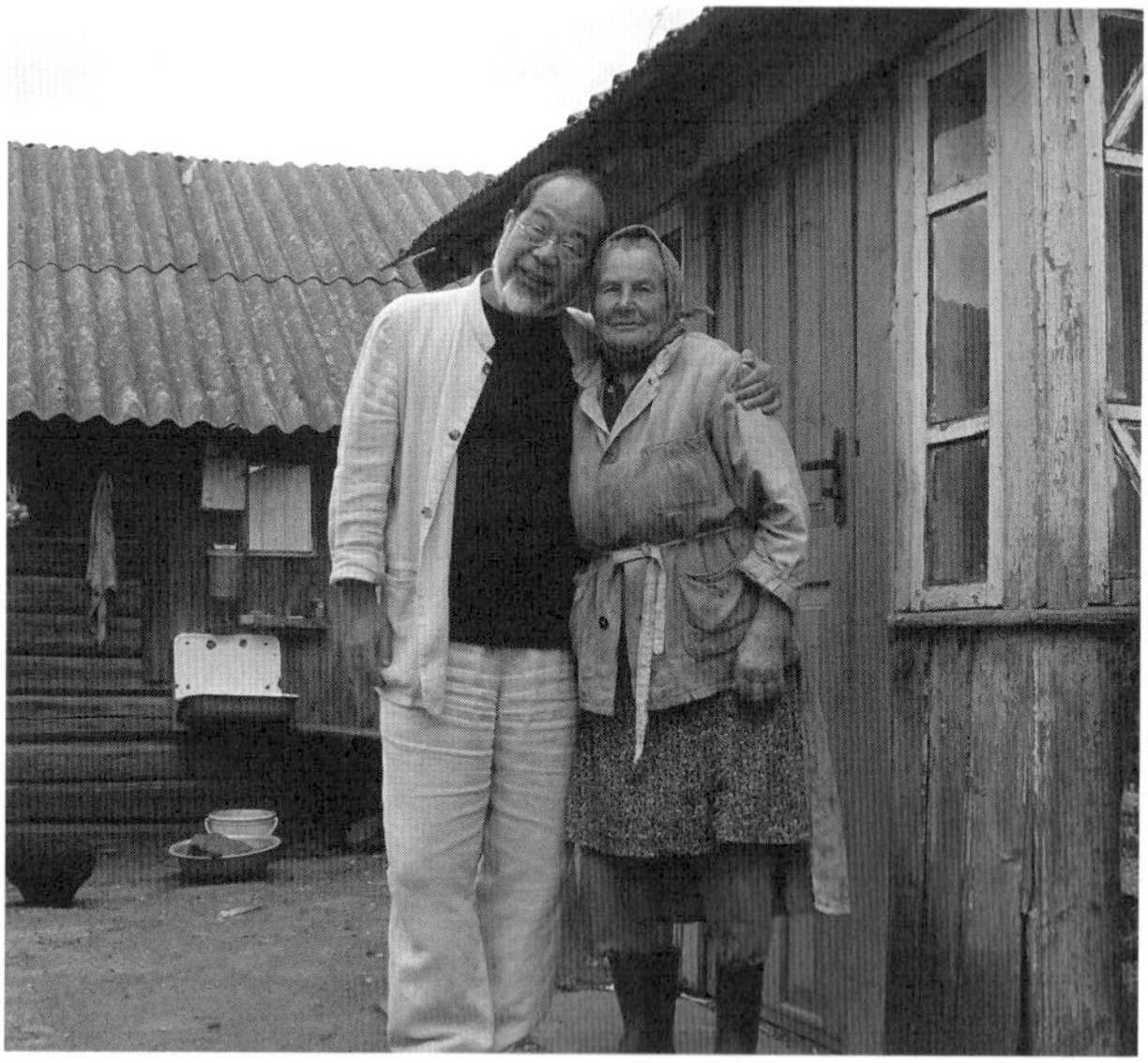
僕に目玉焼きを3個つくってくれるおばあちゃん

おわりに

本書を最後までお読みいただき、ありがとうございます。

たまごのスーパーフードぶりと、貯筋とたん活に役立つ食べ方をお読みいただいて、「たまごを常備しておこう」「お昼が軽かったから、おやつにゆでたまごを食べよう」——そんなふうに思っていただけたら何よりです。

それはきっと「たまごだけ食べていればＯＫ」というのではありませんよね。ご自身の栄養についてちょっと意識をして、食事を調整する。その大切さを読み取っていただけたのだと思います。

毎日の食事で摂る栄養は、そのように自分が、そして家族の食事を担う人が、ちょっと気をつけて整えるしかないものです。

僕ら医師の出番は、病気になった後である場合が多く、その前の生活習慣に関わる機会は少ない。ですから、本というかたちで、みなさんに健康を守る食生活についてお伝えしたいと思い、たまごに焦点を当てました。

サンマーク出版の橋口英恵さんには編集の労をとっていただきました。ライティングは下平貴子さん。レシピ部分では、僕が佐賀県で行っている健康塾「鎌田塾」で栄養教室をやってくれている、管理栄養士の木村早希さんに専門的な目線から新しい提案や確認をしてもらいました。撮影も楽しくいい表情を撮っていただき、みなさんのお力も借りながら、鎌田實の「たまごラブ」をうまくまとめていただきました。心から感謝です。

おいしくて、手軽に買えて、調理できる。そのうえ栄養価がとっても高いたまごをきっかけに、より元気になり、健康を維持する食生活を整え、人生を楽しんでいただきたいと願います。

僕も毎日しっかり食べて、動いて、日々を豊かに暮らしていきたいと思います。

どうぞ、ますますお元気で！

2024年9月

医師　鎌田實

おわりに

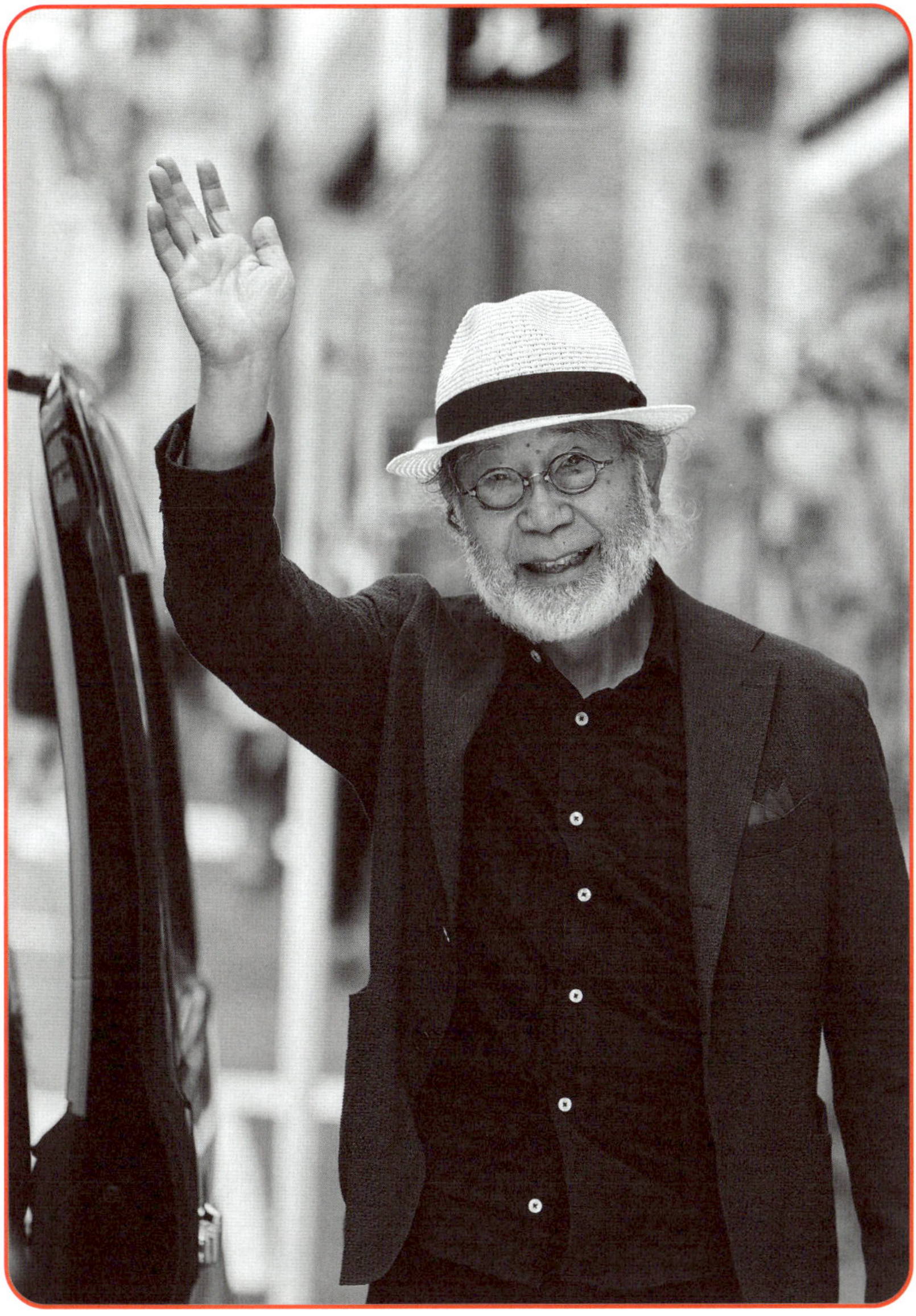

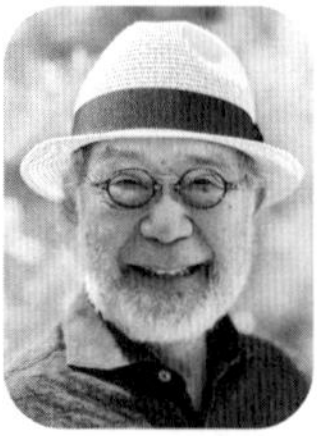

鎌田 實（かまた・みのる）

1948年東京都生まれ。1974年東京医科歯科大学医学部卒業。1988年諏訪中央病院院長に就任。現在は同院名誉院長。地域一体型の医療のパイオニアとして、食生活の改善や健康増進の意識改革の普及に貢献。長野県をはじめ近年は佐賀県でも健康長寿を実現する「鎌田塾」を開催している。チョルノービリ（チェルノブイリ）原発事故後の1991年には基金を設立して医師団を派遣し医薬品を支援したほか、現在もウクライナから避難している子どもたちの支援なども行う。地域医療と高齢者の健康増進についての豊富な経験と、自身の筋トレ、食生活などの実体験が話題を呼び、著書や全国での講演も多数。たまごをこよなく愛し、1日4個は食べて「たん活」と「筋活」を実践。カレーも好物。

http://www.kamataminoru.com

長生きたまご

2024年10月 1 日　初版印刷
2024年10月10日　初版発行

著者　鎌田 實
発行人　黒川精一
発行所　株式会社サンマーク出版
〒169-0074 東京都新宿区北新宿2-21-1
電話 03-5348-7800
印刷　株式会社暁印刷
製本　株式会社若林製本工場

ISBN978-4-7631-4163-7　C0030
定価はカバー、帯に表示してあります。
落丁、乱丁本はお取り替えいたします。
ホームページ　https://www.sunmark.co.jp